AF500444

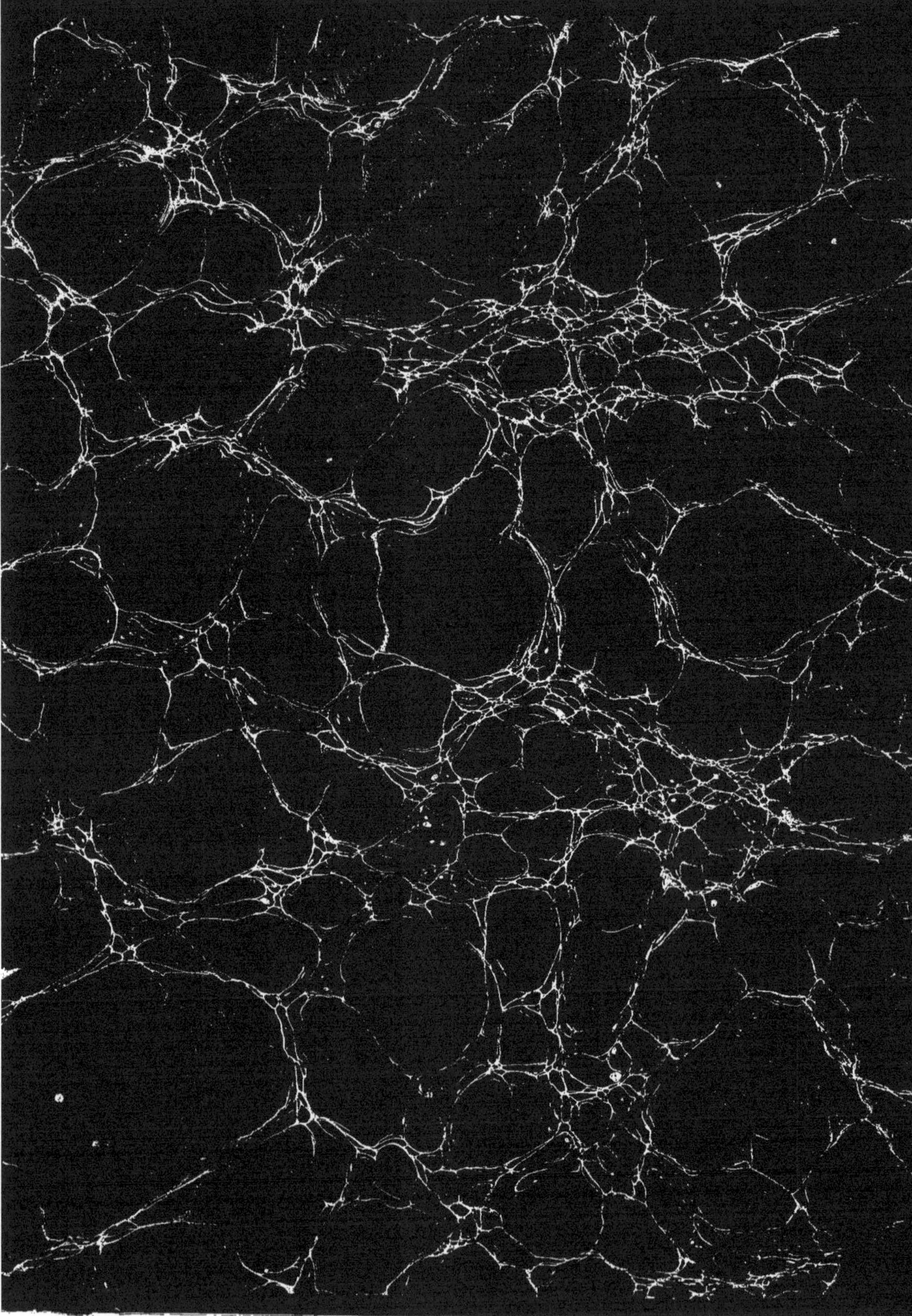

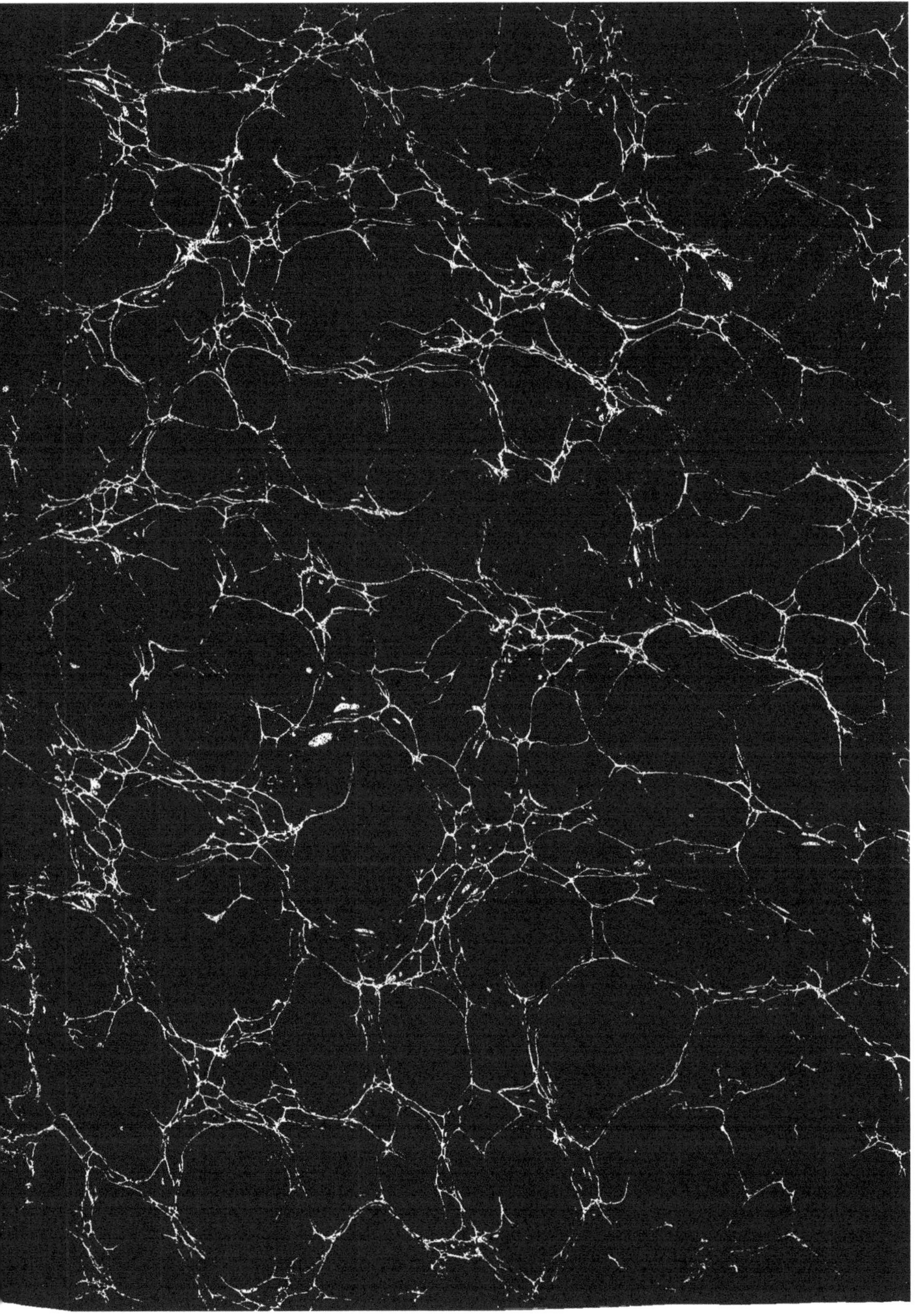

Mad. veuve Pihan de la Forest, Imprimeur de la Cour de cassation,
rue des Noyers, 37.

ANATOMIE GÉNÉRALE
DE LA PEAU
ET DES
MEMBRANES MUQUEUSES,

PAR P. FLOURENS,

Membre de l'Académie française, Secrétaire perpétuel de l'Académie Royale des Sciences (Institut de France), Membre des Sociétés Royales de Londres et Édimbourg, des Académies Royales des Sciences de Stockholm, Turin, etc., etc., de l'Académie des Curieux de la Nature, etc., Professeur de physiologie comparée au Muséum d'Histoire naturelle de Paris.

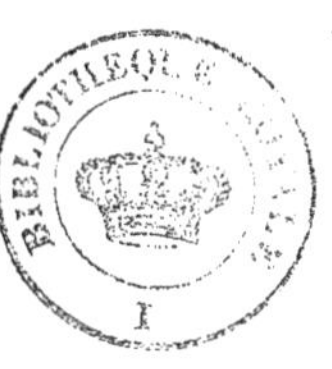

PARIS,
GIDE, ÉDITEUR,
RUE DES PETITS-AUGUSTINS, N° 5, PRÈS LE QUAI MALAQUAIS.
1843.

A

Monsieur Otto,

PROFESSEUR D'ANATOMIE A L'UNIVERSITÉ DE BRESLAW, DIRECTEUR DE L'INSTITUT ANATOMIQUE DE CETTE UNIVERSITÉ, ETC., ETC.

MON CHER ET ILLUSTRE CONFRÈRE,

Vous avez vu, dans ma Collection, la plupart des faits sur lesquels cet ouvrage est fondé. Vous avez vu les deux épidermes *de la peau, la continuité parfaite du* corps muqueux *de la langue, la lame du derme qui, dans les races colorées, se sépare des autres, et forme une membrane propre que j'appelle* membrane pigmentale.

Quel juge plus compétent des recherches de ce genre pouvaient-elles trouver?

Recevez donc, mon cher et illustre Confrère, l'ouvrage où j'en réunis les résultats, comme un témoignage de mon amitié pour vous et de mon admiration pour l'exactitude continue de vos travaux.

FLOURENS.

Au Jardin du Roi, le 6 mai 1843.

ANATOMIE GÉNÉRALE

DE

LA PEAU

ET DES

MEMBRANES MUQUEUSES.

CONSIDÉRATIONS PRÉLIMINAIRES SUR L'ANATOMIE GÉNÉRALE.

§ I.

Le dix-neuvième siècle s'ouvre par deux ouvrages qui ont changé la face de l'anatomie : l'un est l'ouvrage de Cuvier sur l'*anatomie comparée*[1]; l'autre est l'ouvrage de Bichat sur les *membranes*[2].

Ces deux ouvrages ont paru en 1800, et l'on conviendra que jamais siècle ne s'ouvrit pour l'anatomie sous de plus heureux auspices.

Des *Leçons d'anatomie comparée* datent toutes ces lois générales,

1 *Leçons d'anatomie comparée*. Les deux premiers volumes sont de 1800.

2 *Traité des membranes*. La première édition est de 1800.

qui, saisies par un génie vaste et clair, forment aujourd'hui la partie la plus élevée de l'étude comparative de l'organisation des espèces; du *Traité des membranes* date l'idée féconde et heureuse de classer, d'après leur nature, les tissus primitifs qui constituent nos organes.

J'ai fait connaître ailleurs [1] l'esprit qui a guidé Cuvier dans l'établissement des lois générales de l'organisation animale : je ne m'occupe ici que de Bichat.

§ II.

Bichat est le premier qui ait nettement distingué l'*anatomie générale* de l'*anatomie descriptive*.

L'*anatomie descriptive* étudie les organes spéciaux; l'*anatomie générale* étudie les tissus généraux dont les organes spéciaux se composent.

L'une prend les organes tels qu'ils se présentent; l'autre prend, dans chaque organe, chaque partie similaire, la dégage des autres, et la suit dans tous les organes : l'une *décrit*, l'autre *classe*.

§ III.

Avant Bichat, les anatomistes ne voyaient que l'organe composé, le fait complexe; Bichat a cherché le tissu primitif, le fait simple [2].

Il a vu les tissus primitifs, réunis deux à deux, trois à trois, quatre à quatre, etc., donner tous nos organes. Il a distingué les tissus primitifs

1 *Analyse raisonnée des travaux de G. Cuvier, précédée de son éloge historique*. Paris, 1841.

2 *Fait simple*. L'expression *simple* n'est ici, comme dans Bichat, qu'une expression relative. On sait assez que la structure des tissus primitifs est elle-même très-compliquée.

les uns des autres; et, les rangeant non d'après la place qu'ils occupent dans telle ou telle région, dans tel ou tel organe, mais d'après leur nature, il les a ramenés à leur unité véritable.

C'est la méthode naturelle portée dans l'anatomie, et Bichat lui-même en fait la remarque : « Ce n'est, dit-il, que sur l'identité si-« multanée de la conformation extérieure, de la structure, des pro-« priétés vitales et des fonctions, que doit être fondée l'attribution « de deux membranes à une même classe. Laissons à d'autres « sciences les méthodes artificielles de distribution, ce n'est que « par les méthodes naturelles que nous pouvons être conduits ici à « d'utiles résultats[1]. »

§ IV.

Prise en soi, l'*anatomie générale* est donc très-distincte de l'*anatomie descriptive*; toutes les deux le sont de l'*anatomie microscopique;* l'*anatomie microscopique* l'est de l'*anatomie comparative*, etc.

En un mot, l'*anatomie générale* n'est qu'une branche de *l'anatomie;* mais elle est une branche très-particulière, très-déterminée de l'*anatomie*.

§ V.

Et cette branche nouvelle de l'*anatomie*, c'est, comme je viens de le dire, à Bichat qu'elle est due.

Bichat a classé les tissus primitifs: ce qui nous intéresse plus particulièrement ici par rapport à l'objet même de cet ouvrage, il a classé les *membranes*.

1 *Traité des membranes*, art. 1er. *Considérations générales sur la classification des membranes.*

Là, pour l'étude des *membranes*, a été le premier pas.

Pour l'étude de la *peau* et des *membranes muqueuses* en particulier, le second pas se trouvera, je crois, dans mon livre.

§ VI.

Ces membranes, jusqu'ici réputées : les unes, *tissus simples* (la membrane muqueuse de l'estomac, celle des intestins, etc.), les autres, tissus doubles (la peau, la membrane muqueuse de l'œsophage, etc.), quelques-unes, tissus triples (la membrane muqueuse de la langue, etc.), se composent toujours de trois tuniques superposées : tel est le caractère général et absolu de tout ce qui est peau ou membrane muqueuse.

§ VII.

Avant moi, on ne connaissait, dans la peau, que le *chorion* et l'*épichorion*, le *derme* et l'*épiderme;* j'ai découvert, entre le *derme* et l'*épiderme*, un *second épiderme*. Il y a donc, dans la peau, même dans la peau de l'homme de race blanche, deux épidermes : l'épiderme extérieur ou l'épiderme proprement dit, et le second épiderme, l'épiderme interne, l'épiderme placé entre l'épiderme extérieur et le derme.

Outre le derme et les deux épidermes, j'ai découvert, dans la peau de l'homme de race colorée, un appareil particulier que j'appelle *appareil pigmental*, et qui se compose : 1° d'une *membrane particulière* qui porte le *pigmentum*, et 2° de la couche même du *pigmentum*.

J'ai démontré, dans les intestins, non-seulement l'épiderme, nié jusqu'à moi par presque tous les anatomistes, mais une lame ou *corps muqueux*, très-fin, que nul anatomiste encore n'y avait soupçonné.

J'ai trouvé trois lames superposées, dans toutes les membranes muqueuses : dans les membranes muqueuses de la langue, de la bouche, de l'œsophage, de l'estomac, des intestins, du nez, de la trachée-artère, de la vessie.

Ce qui est plus notable, j'ai ramené à une lame unie et continue, le prétendu *réseau muqueux* de Malpighi.

§ VIII.

Trois lames constituent donc toute membrane muqueuse; et ces trois lames peuvent être complétement isolées et détachées l'une de l'autre par une macération lente et méthodiquement ménagée.

Cette macération méthodique est même le seul procédé qui les donne. Et jamais, peut-être, n'a-t-on mieux vu que par cet exemple combien est radicale et profonde l'influence de la méthode en fait d'anatomie de structure.

Malpighi se servait du procédé de l'ébullition pour détacher les unes des autres les lames constitutives des membranes muqueuses; et ce procédé lui donnait le *réseau muqueux* de la langue.

Je me sers du procédé d'une macération lente et méthodiquement ménagée; et ce procédé me donne, au lieu d'un *réseau*, une *lame continue* et entière.

On verra dans un des chapitres de cet ouvrage, que le *réseau* de Malpighi, ce *réseau* si fameux en anatomie, n'est qu'un *réseau factice*. Le *corps muqueux* de la langue est essentiellement une *lame continue* et entière. Les trous, qui transforment cette *lame continue* en *réseau*, sont dus à l'arrachement des gaînes que le corps muqueux fournit aux papilles du derme.

Chaque papille du derme a en effet, comme je le fais voir, une double gaîne : une gaîne fournie par le corps muqueux, et une gaîne fournie par l'épiderme.

Or, quand, à l'exemple de Malpighi, on emploie le procédé de l'ébullition, l'épiderme se crispe et se contracte. Chaque gaîne du corps muqueux se trouve, alors, prise et serrée dans chaque gaîne de l'épiderme. Et quand on enlève l'épiderme, toutes ces gaînes du corps muqueux, serrées par autant de gaînes de l'épiderme, sont arrachées et le suivent. Partout donc où était d'abord une gaîne muqueuse, est maintenant un trou; et le corps muqueux tout entier, qui formait d'abord une *lame continue*, ne forme plus maintenant qu'un *réseau*.

§ IX.

La macération méthodique, ce moyen puissant d'analyse, et qui, pour la peau, pour les membranes muqueuses, m'a donné toute une *anatomie générale* nouvelle, n'a été réellement employée jusqu'à moi par aucun anatomiste.

Malpighi se servait beaucoup plus, comme nous venons de le voir, de l'ébullition que de la macération. Pour le plus grand nombre des anatomistes, la macération n'a jamais été qu'une sorte de putréfaction.

Bichat semble y avoir attaché plus d'importance que ceux qui l'avaient précédé. C'est, comme on sait, en étudiant des fragments de peau soumis à la macération, qu'il fut frappé de la maladie violente qui l'enleva, si jeune encore et si plein d'avenir, à l'anatomie que son beau génie a tant agrandie.

§ X.

Et cependant on ne voit pas qu'il ait jamais compris le vrai mécanisme de toute *macération méthodique*.

Le secret de ce mécanisme réside tout entier, du moins pour l'étude des membranes, dans ce que je vais dire, et que Bichat n'a point vu.

Le tissu cellulaire qui lie les unes aux autres, les lames superposées dont sont composées les membranes, est beaucoup plus tôt corrompu que les membranes mêmes.

Plus tôt corrompu, il cède la place à l'eau de la macération qui, se glissant ainsi peu à peu entre les diverses lames, les disjoint et les sépare les unes des autres.

Dans mon procédé, c'est l'eau qui, prenant la place du tissu cellulaire, détruit et liquéfié, fait tout.

Bichat dit que « les divers réactifs qu'il a employés n'ont été, « pour lui, qu'un supplément à l'insuffisance du scalpel[1]. »

Pour moi, la condition première à été de ne jamais me servir du scalpel; c'est l'eau, c'est la macération, convenablement dirigée, qui a tout fait.

Tout l'art de la macération, employée à l'analyse des éléments qui constituent les membranes, est donc de la conduire jusqu'à la corruption du tissu cellulaire intermédiaire, et de l'arrêter là.

§ XI.

Au reste, on conçoit que, selon les membranes, la méthode générale réclame quelques précautions accessoires.

Pour la membrane muqueuse des intestins, il faut, avant de la soumettre à la macération, la débarrasser, avec le plus grand soin, de tout le *fluide muqueux* dont elle est gorgée.

Il faut, dans une foule de cas, suspendre la macération qui va trop vite, en plongeant les pièces que l'on prépare dans de l'alcool

1 *Anat. génér.* T. 1. Préface.

plus ou moins mêlé d'eau. L'action de l'alcool constate les résultats déjà obtenus, et les conserve.

§ XII.

Ce serait à n'en pas finir, que de vouloir donner ici tous les détails de ce genre. J'ai dit le principe, et c'est l'essentiel.

Mais ce que je ne dirai jamais assez, c'est de combien de patience il faut s'armer quand on se décide à tenter ce genre de recherches.

Il est tel des résultats exposés ici, qui m'a demandé plus de six mois d'une attention continue; il en est tel autre pour lequel il m'a fallu recommencer jusqu'à trois et quatre fois cette longue et pénible étude.

Si le mot célèbre de Buffon : *la patience est le génie,* pouvait trouver jamais quelque part une application absolue, ce serait sans doute en anatomie.

PREMIÈRE PARTIE.

ANATOMIE GÉNÉRALE DE LA PEAU.

CHAPITRE Ier.

De l'appareil pigmental de la peau dans l'Indien, le Nègre et le Mulâtre.

§ I.

Quatre indiens, ou indigènes de l'Amérique, de la tribu des *Charruas*, tribu voisine de la république de l'Uruguay, furent amenés à Paris en 1832.

De ces quatre indiens, deux hommes déjà d'un certain âge, un jeune homme et une jeune femme, les deux premiers moururent quelque mois après leur arrivée dans la capitale ; leurs cadavres furent apportés au Muséum d'histoire naturelle où j'eus occasion de les disséquer ; et comme c'était la première fois que, du moins en France, des individus de la race *rouge, cuivrée, indienne* ou *américaine*, car on lui donne tous ces noms, étaient soumis au scalpel, je tâchai de porter mon attention sur tout ce que leur organisation intime pouvait m'offrir de neuf ou de curieux.

J'exposerai ailleurs les résultats de mes observations sur chaque organe principal de cette race humaine, si remarquable par ses caractères physiques. Je ne présente ici que l'exposé de mes recherches sur l'*appareil pigmental* ou *coloré* de la peau.

§ II.

Malpighi est le premier, je crois, qui ait placé le siége de la coloration du *nègre* dans un corps particulier, interposé entre le derme et l'épiderme, et qu'il nomma *corps muqueux* ou *réticulaire*[1]. Malpighi vit que ni le derme ni l'épiderme ne sont colorés dans le nègre, que le *corps muqueux*[2] seul l'est; et cette observation, aussi juste que neuve, est le premier pas que l'on ait fait dans l'anatomie fine et délicate de la peau.

Mais Malpighi se trompa en supposant que ce *corps muqueux*, siége de la coloration du nègre, était disposé en réseau.

Cette erreur fut corrigée par Albinus. Albinus vit que le *corps muqueux* du nègre formait une couche continue, et non une couche toute percée de trous, un réseau[3]; et, dans un beau dessin de Ladmiral, peintre célèbre d'anatomie, il montra nettement les trois parties principales de la peau du nègre telles qu'il les concevait, et chacune avec sa couleur propre, le derme avec sa couleur blanche, l'épiderme avec sa couleur cendrée, et le *corps muqueux* avec sa couleur noire.

Jean-Frédéric Meckel, dans son anatomie, d'ailleurs si exacte, de la peau du nègre, fit une remarque curieuse, c'est que la matière colorante restait tour à tour appliquée du côté du derme ou du côté de l'épiderme, selon le degré de macération[4].

1 Nous verrons, plus loin, que ce que Malpighi, Albinus, Meckel, etc. appellent *corps muqueux* n'est que la couche même du *pigmentum*.

2 *Certum est*, dit-il en parlant des Ethiopiens, *ipsis cutim albam esse, sicuti et cuticula, unde tota nigredo à subjecto mucoso et reticulari corpore ortum trahit* (*De externo tactus organo Exercitatio epistolica*, etc.).

3 *Dissertatio de sede et causa coloris OEthiopum et cæterorum hominum*, etc.

4 *Recherches anatomiques sur la nature de l'épiderme et du réseau qu'on appelle Malpighien*, etc. (Collect. académiq. — Mém. de l'Acad. roy. de Prusse).

Mitchell, guidé par l'action des vésicatoires sur la peau des nègres, reconnut que leur épiderme se composait de deux lames, et que ce n'était que sous ces deux lames que se trouvait la *couche muqueuse* ou *colorée* [1].

Cruikshank, profitant du développement vasculaire produit par les pustules de la petite-vérole sur la peau d'un nègre, mort de cette maladie, parvint jusqu'à compter entre le derme et l'épiderme, quatre couches, deux placées au-dessous de la couche colorée, cette couche et une autre placée par-dessus [2].

Enfin Gaultier, s'appuyant tout à la fois et sur l'aspect que présente une coupe mince et longitudinale de la peau de la plante du pied du nègre, vue soit à l'œil nu, soit au microscope, et sur l'action des vésicatoires, crut pouvoir compter aussi, mais en prenant le *corps papillaire* pour un corps à part, quatre couches entre le derme et l'épiderme, savoir : sa couche de *bourgeons vasculaires sanguins* ou le *corps papillaire* même, sa *membrane albuginée profonde*, sa *substance brune* ou *couche de gemmules*, et sa *membrane albuginée superficielle* [3].

§ III.

On voit quelle a été la marche des progrès, relativement au point d'anatomie qui nous occupe. Les anciens n'avaient connu que deux lames de la peau, le *derme* et l'*épiderme*. Malpighi découvre, dans le nègre, une troisième lame, ou plutôt une troisième couche intermédiaire entre les deux autres, ou le *corps muqueux*. Albinus,

1 *An Essay upon the causes of the different coulours of people in different climates* (*Philos. Trans.*, vol. XLIII, p. 102).

2 *Experiments on the insensible perspiration of the human body*, etc.

3 *Recherches sur l'organisation de la peau de l'homme, et sur les causes de sa coloration.*

Meckel s'attachent à caractériser ce *corps muqueux*. Mitchell aperçoit les deux lames de l'épiderme; enfin Cruikshank, Gaultier pénètrent plus avant, et commencent à distinguer les lames mêmes dont le *corps muqueux* se compose.

Toutefois, et malgré de si habiles recherches, on peut dire que la structure du *corps muqueux*, ou, plus exactement, de l'*appareil pigmental* de la peau, était loin d'être débrouillée encore; aussi les plus célèbres anatomistes n'ont-ils cessé, depuis Gaultier, de reprendre, si je puis m'exprimer ainsi, toute cette structure si compliquée, et d'en approfondir l'anatomie : en France, MM. de Blainville, Dutrochet, feu M. Béclard; plus tard, MM. Breschet et Roussel de Vauzème; en Allemagne, M. Weber, etc.

§ IV.

Quant à moi, l'objet spécial que j'ai eu en vue, dans les dissections qui servent de base à ce travail, a été de soumettre enfin aux procédés réguliers de l'anatomie positive, la structure foliée de l'*appareil pigmental* des races colorées, et d'établir, avec précision, le *nombre* et le *caractère* des lames qui le composent.

Or, je dis que, de ces dissections, dont jai donné plus haut la méthode[1], il suit que, dans les races humaines colorées, le derme éprouve une modification profonde. Une des lames de ce derme, la plus externe, peut être détachée, séparée des autres par la macération; et je la regarde comme formant une *membrane propre*.

Le derme des races humaines colorées se partage donc en deux portions : une portion *non modifiée* qui reste le derme même, et une portion *modifiée* qui devient une membrane propre.

1 Voyez ci-dessus les *Considérations préliminaires sur l'anatomie générale.*

Dans les races humaines colorées il existe donc, entre le derme *non modifié*, le derme proprement dit, et l'épiderme (et cela sans compter le *corps papillaire*, lequel n'est pas un corps à part, mais seulement l'ensemble des prolongements du derme [1]), trois couches distinctes : une première, placée sur le derme non modifié et qui porte le pigmentum; le pigmentum; et une troisième couche, ou deuxième membrane (car le pigmentum, comme l'ont déjà remarqué Bichat, M. de Blainville, etc., est une couche et non une membrane), placée entre l'épiderme et le pigmentum.

§ V.

La première de ces lames ou membranes, celle placée sur la portion *non modifiée* du derme, est une membrane continue. Sa face externe porte le pigmentum; sa face interne est toute hérissée de prolongements, lesquels traversent les trous de la portion non modifiée du derme, se portent jusque sur la racine des poils, et n'existent que là où il y a des poils.

Je ne dois pas oublier de noter que, comme l'avait déjà vu Meckel, à un certain degré de macération, le pigmentum se détache de cette membrane qui le porte, et reste attaché à celle qui le recouvre et que je vais décrire sous le nom de second épiderme ou d'épiderme interne.

Quant à la membrane que je décris en ce moment, et que j'appelle *membrane pigmentale*, elle est d'une consistance partout à peu près égale, et assez épaisse pour pouvoir être divisée en deux feuillets, l'un desquels pourrait bien être une des lames de

1 Toute papille tient au derme, vient du derme : le vrai corps *papillaire*, ou *producteur des papilles*, est le derme; et j'appelle *papille* toute saillie, toute éminence du derme, quelle qu'en soit d'ailleurs la forme, carrée, linéaire, plus ou moins arrondie, plus ou moins pointue, etc.

Cruikshank; car Cruikshank, et c'est là surtout ce qui rend son beau travail incomplet, n'a pas caractérisé ses lames.

Renversée sur sa face externe, et cette face étant chargée du pigmentum, cette membrane prend, à sa face interne, une couleur bleuâtre : dépouillée du pigmentum, elle est d'une couleur blanche ; l'épiderme est cendré; le derme non modifié, le derme proprement dit, est blanc.

J'ai déjà dit que le pigmentum n'est qu'une simple couche, un enduit, un dépôt, et non une membrane.

La membrane qui le recouvre est une véritable membrane continue [1]; c'est la lame interne de l'épiderme.

J'ajoute que de la face interne de cette dernière lame, partent des prolongements pareils à ceux de la membrane pigmentale, et qui fixent l'épiderme à cette membrane. Il en part de même de la face de l'épiderme extérieur, qui le fixent à l'épiderme interne.

§ VI.

Tous ces détails sont nettement exprimés dans les figures de la première Planche de cet ouvrage.

La première figure de cette Planche montre la peau de l'*Indien-Charruas*, avec sa couleur d'un brun cuivré, et telle qu'on la voit sous ses deux épidermes. En un point donné, le premier épiderme seul a été détaché.

La seconde figure montre les deux épidermes détachés, et le pigmentum mis à nu.

La troisième montre le pigmentum détaché de la membrane qui

1 Il est bien entendu que je ne parle pas ici de la structure de l'épiderme, vue au microscope. Je parle de la *continuité* de l'épiderme, telle que l'œil nu la donne.

le porte, et renversé sur le second épiderme, ou épiderme interne.

On voit, par ces deux figures, que la couleur propre du pigmentum est beaucoup plus foncée qu'elle ne le paraît au travers des deux épidermes.

La quatrième et la cinquième figures sont les plus importantes, car elles montrent, toutes deux, la lame pigmentale nettement séparée du corps du derme.

La cinquième montre la lame qui porte le pigmentum renversée sur sa face externe, et toute hérissée, à sa face interne, des prolongements qui la fixent au reste du derme.

La quatrième figure montre cette même membrane pigmentale; et, de plus, elle la montre dépouillée de son pigmentum[1].

§ VII.

Ainsi donc, et sans compter le prétendu *corps papillaire*, lequel, comme je l'ai déjà dit, n'est point un corps à part, il existe, entre le derme proprement dit, le derme non modifié et l'épiderme, deux membranes ou trois couches: la membrane même qui est le siége du pigmentum, le pigmentum, et la lame interne de l'épiderme.

La peau de l'*Indien-Charruas* a donc, entre la portion non modifiée du derme et l'épiderme, un appareil déterminé; et cet *appareil* se compose de deux éléments, divers par leur structure comme par leur rôle : le pigmentum et la lame qui porte le pigmentum. Quant à la lame qui recouvre le pigmentum, elle appar-

1 Ces deux dernières figures montrent aussi la lame légèrement modifiée du derme, que, dans mes premières études, j'avais cru pouvoir distinguer du reste du derme, et désigner sous un nom propre, sous le nom de *lame aréolaire*.

tient à l'*épiderme*, dont elle constitue la seconde lame ou la *lame interne*.

§ VIII.

Après avoir démêlé ainsi la structure de l'*appareil pigmental*, ou *coloré*, de l'*Indien-Charruas*, il était curieux de comparer cette structure avec celle de l'*appareil pigmental* du *nègre*.

La sixième figure de la première Planche représente, sur la peau du nègre, d'abord la couleur noire de cette peau telle qu'on la voit au travers des deux épidermes; puis la membrane du pigmentum renversée sur sa face externe, et toute hérissée de prolongements à sa face interne; ensuite la continuation, si remarquable, de la membrane du pigmentum avec la lame interne du bulbe des poils; et enfin le derme non modifié avec sa couleur blanche[1].

§ IX.

Un point plus curieux encore était de retrouver tout ce même appareil dans la peau du *mulâtre*, c'est-à-dire de l'individu né du croisement de la race blanche avec la race noire.

Or, la septième figure de la première Planche reproduit sur la peau du *mulâtre*, toutes les parties de cet appareil, avec une netteté complète.

Cette figure présente les deux épidermes détachés, tous deux très-fins, surtout l'interne, lequel est aussi un peu plus blanc que l'autre; le pigmentum mis à nu; la membrane du pigmentum et

[1] Cette figure montre aussi la *lame aréolaire*, c'est-à-dire cette couche à peine modifiée que, dans mes premières études, j'avais cru pouvoir séparer, comme je l'ai déjà dit, du reste du derme.

ses prolongements; et, enfin, le derme non modifié ou le corps du derme.

L'appareil pigmental de l'*Indien-Charruas*, se retrouve donc, et se retrouve absolument le même, dans la peau du *nègre* et dans celle du *mulâtre*.

§ X.

Et toutes les parties, c'est-à-dire toutes les lames qui constituent la *peau* de ces trois races colorées, sont données ici par le procédé régulier de la macération qui, bien conduite, disjoint peu à peu ces lames superposées, et permet ainsi de les détacher les unes des autres ou de les isoler. Et cette macération, patiemment prolongée, a comme divers temps ou divers degrés, à chacun desquels elle donne successivement chaque lame déterminée : dans un premier temps, la séparation du pigmentum d'avec sa membrane; dans un second, la membrane même du pigmentum; dans un troisième, la lame interne de l'épiderme, etc.

§ XI.

On conçoit maintenant les divers effets connus des vésicatoires et des blessures sur la peau des nègres, ou, plus généralement, des races colorées. On conçoit que, le vésicatoire n'enlevant que les deux épidermes, le pigmentum subsiste; on conçoit même que le pigmentum puisse être enlevé et se reproduire, tant que la membrane, qui en est le siége, n'est point altérée; on conçoit enfin que, cette membrane étant enlevée et le derme, le corps du derme, atteint, le pigmentum ne puisse plus se reproduire, et que la cicatrice, qui succède alors à la blessure, soit blanche.

CHAPITRE II.

Des deux épidermes de la peau dans l'homme de race blanche.

§ I.

Mais le point le plus important, et sans contredit le plus difficile, des recherches dont j'expose les résultats, était de s'assurer si toute cette structure, si riche et si compliquée, des *races colorées* existait dans la *race blanche*.

Malpighi dit avoir vu, sous l'épiderme de la peau, et particulièrement sous l'épiderme de la peau de la main et des doigts, parties qui sont douées d'un tact plus exquis, ce même corps, *muqueux* et *réticulaire*, qu'il avait vu sous l'épiderme de la langue du bœuf[1].

Cette assertion n'est point exacte. Car si l'on recommence les recherches de Malpighi, et qu'on opère, d'ailleurs, soit par l'action du feu, soit par la macération[2], ce qu'on voit sous l'épiderme de la peau des mains, des doigts, des pieds, des orteils, etc., ce sont ou de simples filaments blancs, très-nombreux, très-ténus, très-peu consistants, d'apparence muqueuse, qui vont de l'épiderme au derme, et qui se rompent à mesure que l'on détache l'une de l'autre ces deux membranes, ou une simple couche blanchâtre[3].

1 *De externo tactus organo*, etc. *Ex his*, dit-il, *et similibus videbatur animus abundè certior redditus, earumdem papillarum pyramidalium copiam, quas aliàs in lingua descripsi, in locis precipuè exquisitiori tactui dicatis repiriri, eodem progigni nervoso et cuticulari corpore, simulque circumvolvi reticulari involucro*.......

2 J'entends par la macération imparfaite, et telle que l'employait Malpighi.

3 Voyez cette *couche blanchâtre* représentée dans la Planche VI, fig. 8.

Mais, ce n'est pas là un réseau; ce sont, comme on le verra tout-à-l'heure, les débris d'une véritable membrane : aussi la plupart des anatomistes ont-ils, avec raison, refusé à la race blanche le *corps muqueux* de la race noire.

§ II.

Gaultier lui-même, qui néanmoins l'y suppose, s'exprime ainsi : « Nous pensons, dit-il, que les parties du *corps muqueux* que nous « avons observées chez le nègre...... existent également chez les « individus de la variété blanche, mais *dans un état plus mysté-* « *rieux* [1]. »

§ III.

Ne voulant pas sortir ici des limites de l'anatomie exacte, je me tiens rigoureusement aux faits; et je dis que ce même procédé de la macération lentement conduite, qui m'a donné l'une après l'autre, et d'une manière si nette, les deux lames ou couches particulières de l'*appareil pigmental* des races colorées, m'a également donné dans la race blanche, et d'une manière non moins sûre, deux lames parfaitement distinctes de l'épiderme.

Les figures 8 et 9 de la première Planche montrent sur deux morceaux de peau blanche, l'une de peau brunie par le hâle, l'autre de peau ordinaire, ces deux lames distinctes de l'épiderme, fait que je crois aussi nouveau qu'il est important pour l'anatomie.

1 *Recherches sur l'organisation de la peau de l'homme et sur le siége de sa coloration.*

§ IV.

Quand on a détaché le premier de ces deux épidermes, le second paraît sur le derme comme une couche sale ou d'un jaune gris. Ce second épiderme est plus mince que l'externe, plus fin, et, chose assez singulière, d'un jaune-gris un peu plus foncé, soit dans la peau brunie par le hâle, soit dans la peau ordinaire.

§ V.

L'épiderme du blanc se compose donc de deux lames, de deux véritables membranes, comme celui des races colorées. Ce double épiderme a, d'ailleurs, les mêmes prolongements internes que celui des races colorées [1], et que leur membrane muqueuse ou pigmentale; prolongements qui le fixent de même au derme, et qui, de même, forment la gaîne ou l'étui des poils.

§ VI.

Mais ces deux épidermes sont jusqu'ici tout ce que j'ai pu voir. Soit que la modification du derme qui produit l'*appareil pigmental* ou *muqueux* des races colorées n'existe pas dans la race blanche, soit que, dans la race blanche, la macération doive être différemment conduite, soit même que ce procédé n'y suffise plus, et qu'il doive y être secondé par quelque autre plus approprié à cette nouvelle structure, je n'ai pu parvenir encore à découvrir dans la peau du blanc, que trois lames ou membranes nettement distinctes, le derme et les deux épidermes.

1 Meckel a bien décrit ces prolongements sur l'épiderme du nègre.

§ VII.

Quant au derme même, une macération longtemps prolongée permet, comme chacun sait, de le diviser, mais seulement d'une manière artificielle, en plusieurs lames. La plus extérieure de ces lames est remarquable par une contexture très-différente de celle des autres, lesquelles, en effet, se ressemblent toutes entre elles à cela seul près que les ouvertures de la première sont moins grandes que les ouvertures de la seconde, les ouvertures de la seconde que celles de la troisième, et ainsi de suite jusqu'à la dernière, dont les mailles ou ouvertures sont les plus grandes. La lame extérieure par le poli de sa surface, par la densité de son tissu, par cela surtout que les trous qui reçoivent les racines des poils y sont beaucoup plus petits et s'y continuent en prolongements internes, par la plus grande facilité, enfin, avec laquelle, à l'aide de la macération, elle se détache des autres, semble constituer une lame ou membrane particulière, distincte, et sur la nature de laquelle je reviendrai dans le chapitre suivant.

CHAPITRE III.

De la coloration du mamelon de la femme blanche.

§ I.

On a vu, par les précédentes recherches : 1° que, dans la peau de l'homme blanc, le derme est recouvert par deux épidermes, l'un interne et l'autre externe; et 2° que, sous ces deux épidermes, se trouve, dans l'homme de race colorée, l'appareil pigmental ou de coloration.

C'est la suite de ces premières recherches qui va composer ce chapitre.

§ II.

Dans la race humaine blanche, le mamelon est entouré d'une aréole ou cercle coloré, plus ou moins brun ou couleur de bistre. Il importait de déterminer, avec précision, le siége de cette coloration remarquable.

J'ai soumis à la macération la peau colorée dont il s'agit. La macération a détaché peu à peu les deux épidermes; et la coloration de la *couche pigmentale*, placée sous les deux épidermes, a paru de plus en plus prononcée.

§ III.

Mais ce n'est pas tout. Une macération, plus longtemps prolongée encore, a permis enfin de séparer la couche *pigmentale* même de la face interne de l'épiderme interne, à laquelle elle était restée jusque-là adhérente.

Dans la peau colorée du mamelon de la femme, il y a donc deux épidermes, et, sous ces deux épidermes, une couche de *pigmentum*.

§ IV.

La Planche II montre, sur deux mamelles de femme (fig. 1 et 2), les deux épidermes, et la couche *pigmentale* placée sous l'épiderme interne.

Sur la première mamelle, les deux épidermes sont détachés et flottants; l'externe a une couleur cendrée; l'interne est brun, couleur qu'il doit à la couche du *pigmentum* restée adhérente à sa face interne; le derme est blanc.

Sur la seconde mamelle, les deux épidermes sont soulevés en un point, et, avec le second épiderme, la couche même du *pigmentum*, restée adhérente à sa face interne; en un autre point, l'épiderme externe seul est soulevé, l'interne est resté appliqué sur le derme, ou, plus exactement, sur la couche du *pigmentum*. Là où l'épiderme externe se superpose sur l'interne, la coloration de la couche *pigmentale* paraît plus faible; là où le second épiderme est à nu, il se montre brun foncé, parce qu'il porte le *pigmentum* sur sa face interne; le derme est toujours blanc.

§ V.

Dans la peau de l'homme blanc, le siége de la coloration, lorsqu'il y a une coloration, est donc, comme dans la peau de l'homme de race colorée, sous le second épiderme.

§ VI.

Et ce trait de ressemblance n'est pas le seul.

J'ai dit, en terminant le chapitre précédent, que la lame extérieure du derme constitue une *lame particulière et distincte*[1].

Dans la peau ordinaire de l'homme blanc, cette lame n'a d'autres

[1] Voyez ci-dessus p. 21.

éminences que celles qu'y forment les papilles. Dans la peau du mamelon de la femme blanche, elle offre, de plus, une *surface granulée*[1]; et cette *surface granulée* est tout-à-fait semblable à celle qu'offre la *lame pigmentale* de la peau des races colorées.

Ainsi donc, dans la peau du mamelon de la femme blanche et dans la peau des races colorées : 1° même siége du *pigmentum;* et 2° même aspect granulé, d'une part, de la *lame extérieure* du derme, et, d'autre part, de la *lame pigmentale*.

§ VII.

Mais je vais plus loin, et je dis que la *lame pigmentale* des races colorées n'est que la *lame extérieure* du derme de la peau de la race blanche : *lame extérieure* déjà très-modifiée dans la peau du mamelon de la femme blanche, et beaucoup plus encore dans la peau des races colorées.

Ici, en effet, la modification a été portée si loin, que la *lame extérieure* du derme est devenue une lame tout-à-fait distincte, une membrane propre, et qui, par la macération, se détache complétement du reste du derme[2].

§ VIII.

L'anatomie de la peau du mamelon de la femme jette donc un

1 Winslow avait déjà vu cette *surface granulée. Expos. anat. de la struct. du corps humain : Traité de la poitrine*, etc.

2 Quelques soins que j'y aie mis, je n'ai jamais pu détacher par la macération, et par conséquent autrement que d'une manière artificielle, la *lame extérieure* du derme dans la peau du mamelon de la femme, et encore moins dans la peau ordinaire de la race blanche. Et rien ne fait mieux voir combien cette *lame*, si nettement séparable par la macération dans les races colorées, y est profondément modifiée.

jour nouveau sur la vraie nature de l'*appareil pigmental* des races colorées; et tout prouve que la *lame constitutive* de cet appareil des races colorées n'est, en effet, qu'une *lame modifiée* du derme de la race blanche.

CHAPITRE IV.

Des taches du derme. — Du prétendu corps muqueux des doigts.

§ I.

J'ai dit plus haut que le derme est toujours blanc. Il y a cependant quelques taches, et particulièrement les taches connues sous le nom de *lentilles*[1], qui ont leur siége dans le derme même.

§ II.

On peut se faire une idée, par la figure 8 de la Planche VI, de l'aspect que prend quelquefois le second épiderme de la peau, sur le bout des doigts.

Cette figure présente les deux épidermes, détachés l'un de l'autre par une longue macération, sur la face dorsale du petit doigt de la main; et là l'épiderme interne a un aspect blanchâtre très-prononcé. Or, cet aspect est, comme on le verra plus loin, un des caractères du *corps muqueux* de la langue; et c'est sans doute parce que le second épiderme le prend quelquefois, que plusieurs anatomistes, à

1 Voyez la tache marquée sur la fig. 8 de la première Planche.

l'exemple de Malpighi, ont attribué un véritable *corps muqueux* à la peau des doigts.

CHAPITRE V.

Rapports de l'épiderme avec les poils.

§ I.

On n'est pas encore d'accord sur la manière dont l'épiderme se comporte, soit avec les poils, soit avec les ongles.

Pour ce qui est des poils, Meckel a décrit depuis longtemps, et avec une grande exactitude, les gaînes particulières que l'épiderme, en se portant vers le derme, fournit à la racine de chaque poil; de telle sorte que, comme il le dit lui-même : « l'épiderme a, du côté « qui est tourné vers la peau, une infinité de petites racines blan- « ches, transparentes, qui manquent entièrement dans l'épiderme « qui couvre la paume de la main et la plante des pieds [1]. »

Mais ces gaînes particulières, ces *racines*, pour me servir de l'expression de Meckel, s'arrêtent-elles à l'entrée des bulbes du poil, comme le veulent quelques anatomistes? ou bien, pénètrent-elles dans ce bulbe, et en tapissent-elles tout l'intérieur, comme le veulent quelques autres? Telle est la première difficulté que je me suis proposé de résoudre.

§ II.

Si l'on examine un morceau d'épiderme, pris sur un individu

1 Meckel : *Sur la nature de l'épiderme et du réseau qu'on appelle malpighien, etc.*

adulte, et détaché du derme par la macération, on voit toute la face interne de cet épiderme, toute la face qui correspond au derme, hérissée de prolongements, lesquels sont les gaînes mêmes que l'épiderme fournissait aux poils. De plus, car je suppose ici chaque poil extrait de sa gaîne, les deux surfaces, externe et interne, de l'épiderme présentent autant de petits trous qu'il y avait de poils.

Si l'on examine, au contraire, un morceau d'épiderme, pris sur un fœtus très-jeune, et également détaché du derme par la macération, on ne voit plus ni prolongements épidermiques à la face interne, ni trous, soit à la face interne, soit à la face externe. Les deux faces sont continues et lisses.

Enfin, si l'on examine un morceau d'épiderme, pris sur un fœtus un peu plus âgé, et toujours détaché du derme par la macération, on voit, à la face interne, de petits prolongements, et, à la face externe, de petites éminences dont aucune n'est percée. Ces prolongements internes, ces éminences externes et non percées, sont les gaînes que l'épiderme fournit aux poils. Toutes ces gaînes, ainsi que les poils qu'elles recouvrent, ont une direction très-oblique; et, à cet âge, elles sont toutes, comme je viens de le dire, parfaitement continues[1] à leur bout externe. Ce sont, en un mot, des gaînes complètes, comme les gaînes d'épiderme et de corps muqueux qui recouvrent les papilles de la langue, et qui seront décrites dans un autre chapitre.

§ III.

Ces trois états de l'épiderme sont représentés dans la Planche VI de cet ouvrage. La figure n° 2 de cette Planche représente l'épiderme pris sur un individu adulte, avec ses prolongements internes,

1 Je ne parle toujours que de la structure, vue à l'œil nu.

et ses trous à la face externe. Les figures 1 et 3 représentent l'épiderme du fœtus, avec ses deux faces également continues et lisses; et la quatrième représente l'épiderme pris sur un fœtus un peu plus âgé, et ayant ses gaînes complètes.

§ IV.

Il y a donc trois états successifs par lesquels passe l'épiderme, considéré dans ses rapports avec les poils. Dans un premier état, il est lisse, continu, sans gaînes particulières; dans un second, il a des gaînes complètes; et dans un troisième, ces gaînes, toujours percées à leur bout interne qui reçoit le poil, le sont aussi à leur bout externe par où le poil sort. En d'autres termes, il y a un premier état où le poil n'a pas encore agi sur l'épiderme; un second où l'épiderme recouvre encore le poil, qui s'en revêt comme d'une gaîne; et un troisième où le poil traverse l'épiderme et le perce. Et ces trois états montrent par leur succession même, que l'épiderme est toujours placé sur le poil; puisque, d'abord, le poil n'arrive pas jusqu'à l'épiderme; puisque, ensuite, l'épiderme recouvre le poil et lui fournit une gaîne complète; et puisque, enfin, ce n'est que dans le troisième et dernier état que le poil traverse l'épiderme et le perce.

§ V.

L'épiderme, en s'enfonçant dans le derme pour fournir des gaînes à la racine des poils, s'arrête donc à l'entrée du bulbe et à la racine du poil[1], et ne passe pas par-dessous la racine du poil pour tapisser l'intérieur du bulbe.

1 Mais, pour arriver jusqu'à l'entrée du bulbe et jusqu'à la racine du poil, il faut que

§ VI.

Les prolongements de la face interne de l'épiderme n'étant, comme je viens de le dire, que les gaînes des poils, ces prolongements devaient manquer à la paume des mains et à la plante des pieds, et ils y manquent en effet. Mais la face interne de l'épiderme, considérée dans ces parties, n'appelle pas moins, quoique sous un autre rapport, l'attention de l'anatomiste.

Les figures 9, 6 et 2 de la Planche sur laquelle j'appuie ces descriptions, représentent cette face interne : la première sur l'épiderme de la paume de la main d'un individu adulte, la seconde sur l'épiderme de la face palmaire du doigt index d'un fœtus, et la troisième sur l'épiderme de la plante du pied du même fœtus. On peut se faire une idée, sur ces trois figures, de l'admirable disposition qui caractérise la structure de cette face interne. Le fond commun de cette structure est un ensemble de lignes, les unes continues, les autres ponctuées, la plupart simples, quelques-unes bifurquées. En général, une ligne ponctuée alterne régulièrement avec une ligne continue, et c'est ce qui se voit surtout à l'épiderme de la paume de la main de l'individu adulte, et à l'épiderme du doigt du fœtus. A l'épiderme du talon du fœtus, les lignes ponctuées ne sont pas toujours aussi nettement séparées des lignes continues; les points y empiètent quelquefois sur les lignes ; mais partout, soit au doigt, soit au talon, soit à la paume des mains, ces lignes et ces points sont l'empreinte exacte des éminences et des sillons de la face externe du derme, de la face du derme qui correspond à la face interne de l'épiderme.

l'épiderme pénètre dans l'enfoncement du derme qui conduit au bulbe ; et, par là même, l'épiderme forme tous ces *prolongements* qui hérissent sa face interne.

CHAPITRE VI.

Rapports de l'épiderme avec les ongles.

§ I.

Je passe à la manière dont l'épiderme se comporte par rapport aux ongles; et ici les opinions sont tout aussi partagées que pour ce qui concerne les poils.

L'opinion la plus commune est que l'épiderme passe par-dessus l'ongle, et *se confond avec sa face externe* [1]; d'autres veulent que l'ongle ne soit, à proprement parler, qu'une continuation de l'épiderme [2]; quelques-uns pensent enfin que l'épiderme passe par-dessous l'ongle et en tapisse toute la face concave. Cette dernière opinion paraît avoir été celle de Bichat; et, plus récemment, elle a été celle de M. Lauth.

1 Béclard dit : « L'épiderme se réfléchit sur la racine de l'ongle et se prolonge sur sa face « externe, qu'il recouvre ainsi d'une lame superficielle très-mince qui se confond avec elle. » *Eléments d'anatomie générale.*

2 Voici, sur ce point, comment s'exprime Winslow : « Les ongles sont regardés, dit-il, par « les uns comme une production des mamelons (ou *papilles*) de la peau, et par les autres « comme une continuation de l'épiderme. Le sentiment de ces derniers s'accorde avec l'expé- « rience faite par la macération, au moyen de laquelle on peut adroitement tirer de la main « et du pied leur épiderme tout entier, comme un gant et comme une chaussette. En faisant « cette expérience, on voit les ongles se détacher des mamelons et suivre l'épiderme, auquel « ils sont entièrement unis comme une espèce d'appendice; néanmoins leur substance et leur « structure paraissent très-différentes de celles de l'épiderme. » *Expos. anat. de la structure du corps humain : Traité des téguments.* J'ajoute, ce que ne dit pas Winslow et qui tranche la difficulté, que, dans l'expérience qu'il cite, l'ongle ne tient à l'épiderme que par une simple *adhérence* mécanique; il n'y a pas *continuité :* en un mot, l'ongle *adhère* à l'épiderme, et ne se *continue* pas avec l'épiderme.

« L'épiderme, dit M. Lauth, accompagne le derme exacte-« ment..., en sorte qu'il tapisse aussi la face concave de l'ongle [1]. »

Bichat avait déjà dit que « l'épiderme en se confondant avec l'ongle, semble former sa lame interne [2]. »

§ II.

La difficulté était donc, pour l'ongle, à peu près la même que pour les poils; et, pour la résoudre, il fallait, de même, recourir à l'examen de ce qui se voit, non dans l'adulte où la plupart des rapports primitifs sont plus ou moins changés, mais dans le fœtus où les rapports naturels, les vrais rapports subsistent encore.

Or, à considérer les rapports de structure qui nous occupent, dans les fœtus, et particulièrement dans les fœtus des pachydermes, des ruminants, des rongeurs, il est aisé de voir, et de voir avec évidence, que l'épiderme passe par-dessus l'ongle. Les figures 11, 12, 13, 14, 15, de la Planche VI, montrent, sur des fœtus de cochon, l'épiderme passant par-dessus la face antérieure, par-dessus la face postérieure et par-dessus la face latérale de l'ongle. La figure 16 montre cet enveloppement complet de l'ongle par l'épiderme, sur un fœtus de lapin.

§ III.

Dans les fœtus des quadrupèdes, et particulièrement des quadrupèdes herbivores, l'épiderme passe donc par-dessus l'ongle; et, en l'enveloppant de toutes parts, il lui forme une gaîne complète.

1 *Nouveau Manuel de l'anatomiste.*

2 *Anatomie générale.*

§ IV.

L'analogie porte à croire qu'il en est de même dans le fœtus humain ; mais, faute de fœtus tout à la fois assez jeunes et assez bien conservés, je n'ai pu réussir encore à y suivre d'une manière sûre l'épiderme sur toute la face externe de l'ongle.

§ V.

Tout le monde connaît ces feuillets longitudinaux, ou, en d'autres termes, ces *papilles longitudinales* du derme[1], qui, placées sous l'ongle, constituent la véritable *matrice,* le véritable *tissu générateur de l'ongle* ; et qui, très-développées dans le *cheval*, dans le *bœuf,* dans le *cochon*, etc., y ont reçu, de la part des anatomistes-vétérinaires, le nom de *chair cannelée.* Tout le monde sait aussi que cette *chair*, ou plutôt cette *partie du derme* qui sécrète l'ongle, n'est pas partout *cannelée.* A la *sole,* à la *fourchette,* au *bourrelet*[2], le *tissu feuilleté* est remplacé par le *tissu villeux.* Les filaments très-déliés, très-fins qui composent ce *tissu villeux* sont surtout très-développés et très-remarquables au *bourrelet* ou bout supérieur de l'ongle ; et, soit qu'on les considère au *bourrelet,* à la *sole,* ou à la *fourchette,* ils donnent à la partie de l'ongle qui leur correspond une disposition particulière et toute différente de celle qui est propre aux parties de l'ongle qui correspondent au *tissu cannelé.* Ainsi, les parties de l'ongle qui répondent aux *feuillets* du *tissu cannelé* re-

1 La vraie nature de ces *feuillets longitudinaux*, de ces *papilles* du derme placées sous l'ongle, a été très-bien connue de Winslow. « Ces mamelons (ou *papilles*), dit-il, sont une continuation de la vraie peau. » *Expos. anat. de la struct. du corps humain : Traité des téguments.*

2 Voyez Girard : *Traité du pied dans les animaux domestiques.*

présentent ces feuillets renversés; et les parties qui répondent aux filaments du *tissu villeux* représentent un ensemble de petits tuyaux, sortes de gaînes ou d'étuis sécrétés par ces *filaments* mêmes.

Tous ces détails de structure sont à peu près les mêmes, du moins pour le fond [1], dans le *cheval*, dans le *bœuf*, dans le *cochon*, etc.; et, dans tous ces animaux, ils sont également connus. Mais, ce qui me paraît ne pas l'être encore, c'est que, jusque dans l'ongle humain, on retrouve, indépendamment des *feuillets* du *tissu cannelé*, que tous les anatomistes y ont décrit, un certain nombre de *filaments* qui répondent évidemment au *tissu villeux*. Dans l'homme, ces *filaments* sont placés sous le repli du derme qui recouvre la *racine* de l'ongle, et à l'origine même des feuillets longitudinaux. On les voit représentés dans la figure 10 de la Planche VI [2].

§ VI.

Les conclusions de ce chapitre sont que l'épiderme passe, à tout âge, par-dessus l'ongle; et que, jusque dans l'ongle humain, se retrouve le *tissu villeux* ou *filamenteux* des quadrupèdes herbivores.

1 Il y a, en effet, quelques différences de détail. Dans le *cheval*, les filaments du bourrelet touchent aux feuillets longitudinaux; dans le *bœuf*, les filaments, plus fins encore, du bourrelet sont séparés des feuillets longitudinaux par un espace à brins plus courts et presque ras; dans le *mouton*, l'espace intermédiaire entre les filaments du bourrelet et les feuillets longitudinaux est proportionnellement moins grand que dans le *bœuf*; dans l'un et l'autre (le *bœuf* et le *mouton*), la *sole* est toute garnie de filaments, lesquels sont surtout remarquables dans le *mouton*; enfin, les filaments du *cochon* ont quelque chose de moins délié, de plus massif, de plus grenu que les filaments des *ruminants* et des *solipèdes*.

2 Ce sont ces *filaments droits* qui, sécrétant aussi l'ongle, le poussent en avant.

CHAPITRE VII.

Des éléments réels de la peau, tels que l'anatomie générale les donne.

§ I.

Nous pouvons enfin nous faire une idée juste des vrais éléments de la peau. Et, d'abord, il faut distinguer la peau de l'homme de race blanche de la peau de l'homme de race colorée.

§ II.

La peau de l'homme de race colorée a un appareil qui manque à l'homme de race blanche; et cet appareil, que je nomme *appareil pigmental*, se compose de la lame ou membrane qui porte le pigmentum, et de la couche même du *pigmentum*. Par-dessus la couche du *pigmentum* sont les deux épidermes.

La peau de l'homme de race colorée se compose donc, en tout, du *derme*, ou plus exactement du corps du derme, de la *membrane pigmentale*, de la *couche du pigmentum* et des *deux épidermes*.

Voilà les éléments vrais de la peau dans l'homme de race colorée.

§ III.

La peau de l'homme de race blanche ne se compose que du derme et des deux épidermes[1]. L'*appareil pigmental* manque.

1 Albinus avait-il vu le second épiderme? *Habeo*, dit-il, *epidermidem, quam detraxi de su-*

Réduite à ses vrais éléments, la peau de l'homme de race blanche est donc beaucoup plus simple que la peau de l'homme de race colorée.

§ IV.

Cependant la peau de l'homme blanc se rapproche de la peau de l'homme coloré par quelques points bien remarquables :

1° La lame superficielle du derme est partout d'un aspect très-particulier et très-différent du reste du derme ;

2° Au mamelon *coloré* de la femme, de la femme blanche, la lame superficielle du derme présente le même aspect granulé que la *membrane pigmentale* des races colorées ;

3° Enfin, à ce même mamelon coloré de la femme blanche, la *couche pigmentale*, en ce point si singulièrement développée, est placée, comme dans les races colorées, sous les deux épidermes.

§ V.

Ainsi donc, la peau de l'homme de race colorée a quatre lames[1] et une couche pigmentale ; la peau de l'homme blanc n'a que trois lames et n'a pas de couche pigmentale[2]. Et, je le répète, toutes ces parties, ces quatre lames, cette couche pigmentale des races colorées, ces trois lames de la race blanche, toutes ces parties sont données ici de la manière la plus nette et par la méthode la plus sûre.

periore parte brachii fœminæ candidissimæ, cui epidermidi adheret reticulum omnino candidum, et ob id difficulter discernendum ab epidermide.... (*De sede et causa coloris Æthiopum, etc.*)

1 Je compte ici le *corps du derme* pour une *lame*.

2 Sauf, comme on vient de voir, au mamelon de la femme.

§ VI.

Nous avons donc les vrais éléments de la peau; et, ces vrais éléments connus, tout, dans l'anatomie de cet organe, anatomie jusqu'à ce moment si obscure, prend de la netteté et de la précision.

§ VII.

Nous connaissons, avec précision, le *derme*, les *deux épidermes*, la lame et la couche de l'*appareil pigmental;* en un mot, tous les éléments réels de la peau.

Et, ce qui n'importe guère moins que cela, nous savons, avec assurance, que le *corps papillaire* n'est que l'ensemble des papilles du derme; que le *corps muqueux* des auteurs n'est que la couche même du pigmentum; et que leur *corps réticulaire* n'existe pas.

CHAPITRE VII.

Du corps papillaire.

§ I.

Le *corps papillaire* n'est, comme je viens de le dire, que l'ensemble des papilles du derme. Toute papille vient du derme, n'est qu'un prolongement du derme, et le caractère le plus marqué du derme, le caractère auquel on le reconnaît toujours avec certitude, est précisément celui-là : c'est qu'il produit toujours les papilles.

§ II.

Mapighi l'avait déjà vu. Les papilles de la peau, comme celles de la langue, sont produites, dit-il, par le derme[1].

Et ce qu'avait vu Malpighi a été vu par presque tous les anatomistes. « Les papilles en naissent aussi, dit Bichat, en parlant du « derme[2].» — « Les papilles, dit Béclard, ... sont de petites saillies ou éminences du derme[3]. »

« Le corps papillaire, dit-il encore et avec grande raison, le « corps papillaire, qu'on a mal à propos décrit comme une couche « distincte de cette membrane, appartient à la face superficielle « du derme[4]. »

§ III.

Les anatomistes qui ont voulu faire du *corps réticulaire* un corps

1 *Exhis et similibus videbatur animus certior redditus*, *earumdem papillarum copiam quas aliàs in linguâ descripsi,..... eodem progigni nervoso et cuticulari corpore. De externo tact. org. Exercit. epistolic.* Winslow parle de même. « C'est ce tissu, dit-il, qu'on appelle « communément cuir, et qui fait comme le corps de la peau...... La surface externe « de ce tissu se termine en de petites éminences qu'il a plu aux anatomistes d'appeler « mamelons..... Ces mamelons diffèrent beaucoup en figure et en arrangement sur les « différentes parties du corps humain.... Ils sont, pour la plupart, aplatis et plus ou moins « larges, séparés les uns des autres, et comme entrecoupés par des sillons dont les interstices « forment des losanges irrégulières..... Les mamelons de la plante des pieds, de la paume « des mains et de toute l'étendue des doigts..... sont comme posés debout les uns contre les « autres par des rangées particulières qui représentent toutes sortes de lignes sur la peau, « savoir : de droites, de courbes, d'ondoyées, de spirales, etc., etc. » *Expos. anat. de la structure du corps humain : Traité des téguments.*

2 *Anat. génér.* t. IV.

3 *Élém. d'anat. gén.*

4 *Ibid.*

à part se sont évidemment trompés : les papilles naissent du derme, sont des productions du derme, sont le derme, et par conséquent le prétendu *corps papillaire,* pris comme un corps à part et distinct du derme, n'est qu'un vain nom.

CHAPITRE VIII.

Du corps muqueux et du prétendu corps réticulaire des anatomistes.

§ I.

On a déjà vu : 1° que le *corps muqueux* de Malpighi, d'Albinus, de Meckel et des autres, n'est que la couche même du pigmentum;

2° Que cette *couche* n'est que la partie sécrétée, la partie morte;

3° Qu'une membrane propre sécrète cette *couche,* cette partie morte;

4° Que ni cette *couche,* ni cette *membrane* ne constituent jamais un *réseau;*

Et 5° que cette membrane et cette couche forment, par leur réunion, ce que j'appelle l'*appareil pigmental.*

§ II.

Et de tout cela il suit : 1° que la dénomination de *corps muqueux* doit être remplacée par celle d'*appareil pigmental;* et 2° que la dénomination de *corps réticulaire*[1], prise pour la dénomination

1 Les remarques suivantes de Winslow sur le prétendu *corps réticulaire* des anatomistes

d'un *réseau particulier*[1] qui serait placé entre le derme et les deux épidermes, doit être bannie de l'anatomie.

CHAPITRE IX.

Du prétendu corps réticulaire de Bichat.

§ I.

« La plupart des auteurs, dit Bichat, se sont formé du corps « réticulaire, l'idée d'une espèce d'enduit, appliqué sur la face ex- « terne de la peau entre le chorion et l'épiderme, et percé d'une in- « finité de trous à travers lesquels passent les papilles. Je ne sais « trop, continue-t-il, comment on peut démontrer cet enduit, qui « flue, suivant le plus grand nombre, quand on détache l'épiderme.

sont pleines de justesse : « L'origine de ce corps réticulaire, dit-il, n'est pas encore bien dé- « veloppée, et on n'a pas déterminé par des preuves démonstratives s'il forme séparément « une enveloppe universelle.... » — Il dit encore : « Pour démontrer ce corps réticulaire « dans les cours publics ou particuliers, on se sert communément des langues cuites de « bœuf ou de mouton ; mais cette démonstration est fausse, séduisante, et ne fait que donner « des idées erronées à la plupart des assistants. » *Exposit. anat. de la struct. du corps humain : Traité des téguments.*

1 Je dis *un réseau particulier placé entre le derme et les deux épidermes*, car, si l'on veut parler à la rigueur, toutes les lames de la peau sont plus ou moins disposées en *réseau :* les deux épidermes ont leurs trous que traversent les poils ; la lame extérieure du derme a ses enfoncements ou prolongements internes qui vont jusqu'aux bulbes des poils ; toutes les autres lames du derme qui viennent après celle-là, forment un véritable réseau à mailles ou ouvertures de plus en plus larges à mesure qu'on va de la plus superficielle ou de la première, à la dernière ou à la plus profonde ; les premières logent les bulbes des poils, la dernière les vésicules du tissu adipeux. Mais aucune de ces lames n'est le *réseau particulier de Malpighi*; et ce *réseau* n'existe pas.

« J'ai employé pour le voir un très-grand nombre de moyens dont « aucun ne m'a réussi[1]. »

§ II.

Ainsi donc, pour Bichat :

1° Le *corps muqueux* de Malpighi ne serait qu'un enduit;

Et 2° cet enduit même n'existerait pas.

« Je crois, ajoute-t-il, qu'il n'y a point une substance déposée « par les vaisseaux sur la surface du chorion, extravasée, stagnant « sur cette surface, et y représentant un enduit dans le sens suivant « lequel Malpighi le concevait[2]. »

§ III.

Sans doute, si Bichat entend parler de la peau de l'homme de race blanche, l'*enduit*, le *corps*, la *couche muqueuse* de Malpighi, ne s'y trouve pas. Mais s'il entend parler de la peau de l'homme de race colorée, comment a-t-il pu faire une seule fois l'anatomie de la peau du nègre sans l'y trouver?

L'erreur de Bichat tient donc évidemment à ce qu'il réunit et confond, dans une même assertion, la peau de l'homme de race blanche et la peau de l'homme de race colorée.

§ IV.

« Je crois, continue-t-il, qu'on doit entendre par *corps réticu-*

1 *Anat. génér.* — art. *du corps réticulaire.*
2 *Ibid.*

« *laire*, un lacis de vaisseaux extrêmement fins, et dont les troncs « déjà très-déliés, après avoir passé à travers les pores multipliés « dont le chorion est percé, viennent se ramifier à sa surface, et « contiennent différentes espèces de fluides...... Ce système ne « contient, chez la plupart des hommes, que des fluides blancs. « Chez les nègres ces fluides sont noirs[1]. »

Ainsi Bichat imagine un *corps réticulaire* particulier, lequel ne serait qu'un *lacis de vaisseaux*; et il n'y a, suivant lui, d'autre différence, entre la peau des hommes blancs et la peau des hommes de race colorée, que la différence de couleur des fluides contenus dans ce lacis.

§ V.

Au milieu de toutes ces assertions de Bichat, assertions si peu réfléchies, je remarque pourtant un fait qui montre avec quel soin il observait.

« La macération et la putréfaction, celle-ci surtout, produisent, « dit-il, sur le derme une espèce d'enduit gluant à l'instant où l'é« piderme s'enlève. Mais cet enduit est absolument le produit de « la décomposition : rien de semblable ne se rencontre dans l'état « ordinaire[2]. »

Ici Bichat a parfaitement vu. Quand la macération touche à la putréfaction, l'épiderme interne, le second épiderme, devient *gluant* et *fluide*.

Cet *enduit gluant* dont parle Bichat[3], est donc, comme il le

1 *Anat. génér.*—Art. *du corps réticulaire.*

2 *Ibid.*

3 Cet *enduit gluant*, produit par un commencement de putréfaction, avait été déjà vu par Winslow. « Les mamelons de la peau paraissent, dit il, environnés à leur base d'une sub-

dit, le produit de la décomposition; et, de plus, ce que Bichat ne pouvait savoir, il est le produit de la décomposition d'une membrane particulière, du second épiderme.

§ VI.

Je l'ai déjà dit : le second épiderme est peut-être, de toutes les lames de la peau, celle dont l'isolement est le plus difficile. Si la macération n'est pas assez avancée, il reste uni à l'épiderme extérieur ou premier épiderme; et, si elle est trop avancée, il se transforme en une espèce d'*enduit gluant* et *fluide*.

CHAPITRE X.

Des opinions anciennes sur la structure de la peau.

§ I.

Les premiers anatomistes qui aient véritablement étudié la peau, Malpighi, Albinus, Meckel, y ont supposé trois lames : le derme, le corps muqueux et l'épiderme.

Malpighi est le premier, comme on a vu, qui ait parlé du corps

« stance molle, mucilagineuse, mais assez tenace, qui remplit le fond des interstices de ces « mamelons, comme une espèce de réseau ou de crible dont les mailles ou trous environnent « chaque mamelon. On l'appelle communément corps réticulaire ou corps muqueux. L'origine de ce corps réticulaire, ajoute-t-il, n'est pas encore bien développée, et on n'a pas déterminé par des preuves démonstratives s'il forme séparément une enveloppe universelle, « ou s'il appartient plutôt au corps de la peau qu'aux mamelons et à l'épiderme. » *Expos. anat. de la struct. du corps humain : Traité des téguments.*

muqueux; et, comme on a vu encore, il l'a cru réticulaire, ou disposé en réseau[1].

Albinus[2] et Meckel ont rendu au corps muqueux sa continuité; Meckel[3] a même vu que ce *corps* n'est qu'une couche; mais ni l'un ni l'autre n'a vu que cette couche ne se trouve que dans la peau des races colorées[4].

§ II.

Bichat compte quatre lames ou membranes dans la peau : le chorion, le corps réticulaire, les papilles et l'épiderme[5].

De ces quatre lames ou membranes, deux seules sont des membranes propres : le *derme* et l'*épiderme*.

Les *papilles* ne sont qu'une partie, qu'un prolongement du derme.

1 Il l'appelle toujours *corps réticulaire* (*tota nigredo à subjecto mucoso et reticulari corpore ortum trahit*), ou *réseau* (*papillæ assurgentes interpositum superant rete*).

2 Albinus va jusqu'à dire que le *réseau* n'est que la *partie intérieure* de l'épiderme, étant également continu, formant également des gaînes, etc. : *Huic papillatæ cuti superinducta epidermis vestit et papillas, et intervalla earum; quo fit ut pars ejus interior, hoc est, reticulum, tot talesque habeat foveolas, ceu vaginulas, quot qualesque sunt papillæ; quemadmodum apparet, cum de cute et de epidermide subtiliter et accurate detractum reticulum est.* (*De sede et causa coloris Æthiopum, etc.*) Il dit encore : *Et revera unum aliquod tegmen cutem extrinsecus vestit....., cujus pars interior, quæ cutem proxime contingit, est quod dicunt reticulum; exterior, quam antiquo nomine epidermidem* (*Ibid.*).

3 Il dit : « le *réseau malpighien* n'est autre chose qu'une liqueur muqueuse épaissie en « forme de membrane. » (*Rech. sur la nature de l'épiderme*, etc.)

4 Ils la supposent toujours en effet, du moins implicitement, dans l'homme de race blanche. « Partout, dit Meckel, où l'épiderme est étendu sur la peau, on trouve au-dessous une « membrane muqueuse qui, dans les nègres, est noire..... (*Ibid.*) » Ce qu'Albinus a pris pour le *corps muqueux* dans l'homme blanc, ne paraît être que le second épiderme. (Voyez la note 2 de cette page même, et la note 1 de la page 34.)

5 *Anat. génér.* t. IV, art. *Organis. du système dermoïde.*

Le *corps réticulaire* : 1° n'est jamais en réseau ou réticulaire ; 2° il n'existe que dans la peau des races colorées ; 3° et, même dans ces races, il ne forme qu'une couche et non une membrane, une lame.

§ III.

Avant Bichat, Bonn comptait aussi quatre lames dans la peau, mais il les comptait autrement[1].

Il admettait un épiderme, un réseau, un derme et une *lame cellulaire*, laquelle n'était qu'une partie du derme.

De ces quatre lames, le derme et l'épiderme seuls sont des membranes propres.

Le prétendu réseau n'est jamais un réseau, et n'existe que dans les races colorées.

Enfin, ce que Bonn appelle *lame cellulaire* n'est que la lame la plus profonde du derme, et par conséquent la plus *cellulaire*[2], parce qu'en effet les lames qui composent le derme le sont toutes de plus en plus, à mesure qu'on va de la plus superficielle à la plus profonde.

1 Bonn : *De continuationibus membranarum*, *etc. Plerumque*, dit-il, *cutis ab anatomicis in quatuor partes dividitur, in cuticulam*, *reticulum*, *corpus cutis sive corium*, *et cellulosam*.

2 *La plus cellulaire*, c'est-à-dire celle qui est percée de trous plus grands. (Voyez ci-dessus page 21.) *Cellulosa pars corii*, dit Bonn, *vocari potest, quia a laxata hujus tela oritur ; ex subtili enim lanuginoso contextu sensim integra lamellarum strata formantur, quæ cellulas intercipiunt, unde membrana cellulosa dicitur, vel a materie contenta adiposa* (*De Contin. membr.*).

DEUXIÈME PARTIE.

ANATOMIE GÉNÉRALE DES MEMBRANES MUQUEUSES.

CHAPITRE I.

Du corps muqueux de la langue.

§ I.

Malpighi est le premier qui ait signalé, sous l'épiderme de la langue du bœuf, un corps particulier, distinct du derme et de l'épiderme, corps singulier qu'il ne vit qu'à l'état de réseau, et qui porte encore aujourd'hui le nom de *corps réticulaire* de Malpighi [1].

Mais, d'abord, ce corps singulier, si remarquable dans la langue du bœuf, forme-t-il réellement un réseau, comme l'a cru Malpighi? En second lieu, existe-t-il dans la langue des autres mammifères, et nommément dans celle de l'homme? Ce sont là deux questions importantes, et qui, malgré de longs débats, sont loin d'être résolues.

§ II.

En effet, à peine Malpighi venait-il de découvrir le *corps réticulaire* du bœuf, que Ruysch niait que ce corps se trouvât dans l'homme [2].

1 Malpighi, *Exercit. Epist. de linguâ.*

2 *Corpus reticulare ibi (in linguâ humanâ) detegere haud potui; in linguâ autem bovinâ facile, separando, visui occurrit. Ruysch. Thes. anat. X.*

Winslow, si exact jusque dans les moindres détails de ses descriptions, nie, comme Ruysch, le *corps muqueux* de l'homme. « Outre « les deux membranes de la langue (le derme et l'épiderme), « on a coutume, dit-il, de parler d'une troisième qu'on appelle « membrane réticulaire, et qu'on montre communément sur des « langues cuites de bœuf et de mouton. On a prétendu même l'a- « voir démontrée dans l'homme. J'avoue que je n'y ai pu réussir [1].»

Haller pense comme Ruysch et comme Winslow. « On ne re- « marque dans l'homme, dit-il, qu'une seule enveloppe muqueuse « et à demi-transparente, placée sur les papilles auxquelles elle est « très-adhérente, et qui tient lieu d'épiderme. Un réseau, percé « de plusieurs trous, reçoit ces papilles dans les animaux [2]..... »

Enfin, Bichat ne parle pas d'une manière moins explicite. « Au- « dessous de l'épiderme on trouve, selon les auteurs, dit-il, un corps « muqueux ou réticulaire assez prononcé; mais quelque soin que l'on « prenne, ajoute-t-il, on ne découvre réellement autre chose qu'un « entrecroisement vasculaire [3], ramifié dans les intervalles des pa- « pilles, et donnant à la langue sa couleur rouge [4]. »

1. Winslow, *Exposit. anat. de la structure du corps humain: Traité de la tête*. Ainsi Winslow nie le *corps muqueux* de la langue de l'homme ; et l'on peut voir, par le passage qui suit, quelle idée confuse il se faisait du *corps muqueux* de la langue du bœuf et du mouton. « Il y « a très-longtemps, dit-il, que j'ai fait voir que la membrane qu'on peut tirer des langues « cuites de bœuf et de mouton n'est pas une vraie membrane, que c'est une espèce de ma- « tière ou substance mucilagineuse et claire, répandue entre la membrane mamelonnée (le « derme) et la membrane externe ou épidermoïde, laquelle matière, par la cuisson, devient « blanche et acquiert assez de consistance pour qu'on en puisse tirer des portions considé- « rables, et que les traces qui la font paraître réticulaire y soient moulées par petits mame- « lons pyramidaux. » *Ibid.*

2 Haller, *Eléments de physiologie*, en deux vol. in-12 (traduct. de Bordenave, t. II, p. 22).

3 J'ai déjà parlé, à propos de la peau, de cet *entrecroisement vasculaire*, de ce *lacis* de Bichat, lequel n'a évidemment nul rapport avec le *corps muqueux* ou *réticulaire*.

4 Bichat, *Anat. Descript*. T. II : art. *membr. muq. de la langue*.

§ III.

Ruysch, Winslow, Haller, Bichat nient donc l'existence du *corps muqueux* ou *réticulaire* dans la langue de l'homme. Duverney l'y admet; mais, d'une part, il ne se fait aucune idée des caractères de ce *corps*; et, de l'autre, il semble, en l'admettant dans cette langue, le confondre avec le *corps papillaire* qu'il y nie[1].

La question de l'existence du *corps muqueux* ou *réticulaire* dans la langue de l'homme était donc un premier point à résoudre; le second était celui de la détermination de la véritable nature de ce corps, soit dans l'homme, soit dans les mammifères.

§ IV.

La macération méthodique donne, dans la langue de l'homme, l'*épiderme*, le *corps muqueux* et le *derme*. Le *derme* porte, ou, plus exactement, produit les *papilles* : toute la surface extérieure de ce *derme*, prise en général, est revêtue d'une double membrane continue, le *corps muqueux* et l'*épiderme*; chaque papille, prise en particulier, est également revêtue de cette double membrane; ces deux membranes, toutes deux essentiellement continues, s'appliquent ainsi sur toute l'étendue du *derme*, et se plient à toutes les inégalités de sa surface.

Telle est cette structure foliée, cette superposition de l'*épiderme* sur le *corps muqueux*, du *corps muqueux* sur le *derme*, dans la langue de l'homme. L'*épiderme* est une membrane transparente,

1 Duverney. *OEuvres anatomiques* : art. *de la structure de la langue*, t. I, p. 252. « Il s'agit présentement, dit-il, ... de donner la manière de découvrir le corps réticulaire, et « de démontrer que le corps papillaire ne se trouve point dans la langue de l'homme.... »

mince, très-fine; le *corps muqueux* est une membrane épaisse, blanche, et, ce qu'il importe surtout de remarquer ici, elle est continue.

La macération méthodique donne donc le *corps muqueux* continu. L'ébullition donne au contraire [1], et par un mécanisme que je décrirai bientôt, le *corps muqueux* disposé en réseau; mais cette disposition *réticulaire* du *corps muqueux* n'est qu'une disposition artificielle, factice, et qui ne tient qu'au mode de préparation et de dissection.

Le *corps muqueux* existe donc dans la langue de l'homme, et il y constitue une membrane continue; et ces deux faits, l'un de l'*existence,* l'autre de la *continuité* de ce *corps,* ne se bornent pas à l'homme, ils s'étendent à tous les autres mammifères, du moins à tous ceux que j'ai pu disséquer. Partout, dans cette classe, le *corps muqueux* existe, partout il forme une *membrane continue*; nulle part il n'est en réseau; et ce *réseau de Malpighi,* devenu si fameux parmi les anatomistes, n'est partout qu'un effet de l'art, et non une disposition organique réelle et constitutive.

§ V.

C'est dans le bœuf que Malpighi a découvert son *réseau muqueux,* et par conséquent c'était dans le bœuf qu'il importait de débrouiller et de développer à fond la véritable structure de cet organe.

Si l'on soumet une langue de bœuf à l'action de l'eau bouillante, et qu'on en détache l'*épiderme* (qu'alors on n'enlève pas seul, comme

1 Du moins quand elle va jusqu'à crisper les gaînes de l'épiderme. Quand elle ne va pas jusque-là, elle peut laisser le corps muqueux *intact,* et par conséquent *continu.* Tout ceci sera expliqué plus loin.

on va le voir, mais avec une partie du *corps muqueux*), on découvre l'un des plus beaux réseaux que présente l'anatomie. Ce réseau enveloppe toute la face supérieure de la langue, se porte sur les côtés, règne partout où règnent les papilles; et là où les papilles manquent, c'est-à-dire sur le bas des côtés et au-dessous de la langue, le corps qui le forme se prolonge en une membrane continue. Ce corps singulier est d'un beau blanc; chaque trou de son réseau est traversé par une papille; ces trous diffèrent de forme et de grandeur comme les papilles elles-mêmes, plus grands vers la base de la langue, plus petits, plus ronds vers sa pointe.

Si l'on soumet, au contraire, une langue de bœuf à l'action de la macération, tout cet aspect change. Dans ce cas-ci, l'*épiderme* s'enlève seul, et laisse le *corps muqueux* entier. Dès-lors, le *corps muqueux* offre une membrane d'une continuité parfaite, étendue sur toute la surface du *derme*, et en recouvrant partout les papilles. Enfin cette membrane continue se détache, s'enlève elle-même, et le *derme* et les *papilles* restent à nu.

§ VI.

De son côté, l'*épiderme* est aussi d'une continuité parfaite. Détaché du *corps muqueux*, il forme une membrane mince, transparente; sa surface extérieure est toute hérissée de prolongements, d'éminences; ces éminences, ces prolongements sont les étuis extérieurs des papilles : ainsi chaque papille est revêtue de deux étuis, le premier, *muqueux*, et le second, *épidermique*; ainsi encore, le derme est la racine des papilles, le *corps muqueux* et l'épiderme n'en sont que les enveloppes.

La surface interne de l'*épiderme* a tout autant de cavités que la surface externe a de prolongements, d'éminences. C'est dans ces cavités que pénètrent et se logent les papilles du *derme*, revêtues de leur *enveloppe muqueuse*. L'*épiderme* constitue donc une lame d'une continuité parfaite, s'élevant avec les papilles, s'enfonçant dans leurs intervalles, ici se durcissant en corne pour former l'étui, la gaîne extérieure des *papilles cornées*, là s'amincissant en membrane d'une finesse extrême pour recouvrir les *papilles fongiformes*, partout conservant, à sa face interne, les empreintes des papilles qu'il recouvre, et auxquelles il fournit partout un étui, une gaîne externe.

§ VII.

Il est aisé de se faire à présent une idée nette de la manière dont se forme le *réseau de Malpighi*, lorsqu'après l'ébullition, on sépare l'*épiderme* d'avec le *corps muqueux*. Par l'effet de l'ébullition, d'un côté, ce *corps* perd beaucoup de sa consistance, de l'autre, les gaînes de l'épiderme se resserrent, se crispent; il suit de là qu'en séparant alors l'*épiderme* du *corps muqueux*, on rompt l'*étui muqueux* de chaque papille; cet étui reste adhérent à l'*épiderme*, et retenu dans la cavité même de l'*épiderme* où il est logé: à la place qu'il occupait sur le *corps muqueux*, il se trouve donc un trou; et, chaque étui rompu donnant un trou, on finit par avoir le beau réseau qui recouvre ou enveloppe toute la face supérieure de la langue du bœuf.

§ VIII.

Et ce n'est pas seulement l'*étui muqueux* qui, par l'effet de l'ébullition, se détache et se sépare de sa membrane, le réseau, c'est-à-dire la membrane elle-même se laisse aussi diviser alors en plusieurs lames, en plusieurs couches, en plusieurs réseaux superposés. Tous ces réseaux tiennent les uns aux autres par des prolongements intermédiaires; mais le tissu de ces prolongements, affaibli par l'action de l'eau bouillante, cède et se rompt au moindre effort.

§ IX.

Le *réseau de Malpighi*, le *réseau muqueux* de la langue du bœuf n'est donc, en tant que réseau, qu'un corps artificiel, produit par le déchirement des *étuis muqueux* des papilles, *étuis* qui pénètrent dans l'*épiderme*, s'enlèvent avec lui, et laissent, sur le *corps muqueux*, des trous à leur place.

§ X.

Ce réseau n'est donc que l'effet de l'ébullition. La macération, procédé d'un détail et d'une rigueur que l'art patient de l'anatomiste peut porter, pour ainsi dire, aussi loin qu'il veut, respecte l'intégrité du *corps muqueux*, l'isole de l'*épiderme*, du *derme*, révèle sa disposition continue, et, jusque dans chaque papille, sépare les trois éléments distincts, fournis par le *derme*, par le *corps muqueux* et par l'*épiderme*.

J'ajoute que, à un degré imparfait de macération, tantôt les *étuis muqueux* restent adhérents à l'*épiderme*, et tantôt, au contraire, les *étuis épidermiques* au *corps muqueux*. Dans le premier cas, c'est le *corps muqueux* qui offre un réseau, des trous; dans le second, c'est l'*épiderme* qui offre une lame percée et réticulaire.

§ XI.

J'ajoute encore un mot, et toujours sur la langue du bœuf.

On sait que cette langue est souvent parsemée de points colorés en noir. Or, le siége de cette coloration est le *corps muqueux;* le *derme* y est entièrement étranger.

Le *derme* de la peau est également étranger à une autre espèce de coloration que je dois indiquer ici. Je veux parler de la coloration qui, dans les animaux (le bœuf, le cheval, le chien, etc.), tient aux poils, placés, d'abord [1], sous le derme, et qui, plus tard, le traversent. Ces poils, après une macération suffisante, étant enlevés un à un, le *derme* se montre partout blanc : cette couleur blanche est l'un de ses caractères [2].

§ XII.

Mais, je reviens à la langue et à son *corps muqueux.*

La même action de l'eau bouillante qui donne le beau réseau de la langue du *bœuf,* en donne un à peu près pareil (sauf, dans chaque langue, la forme différente des mailles du réseau, forme déterminée par celle des papilles du *derme*) dans la langue du *mouton*, dans celle du *cochon,* dans celle du *chien,* dans celle du *chat,* etc., même dans celle de l'*homme,* comme on l'a déjà vu. Tous ces réseaux sont artificiels, factices : ce qui importait donc, c'était de faire connaître le mécanisme qui les produit; ce qui importait plus encore, c'était de substituer aux résultats factices donnés par l'action de l'eau bouillante, les résultats réels donnés par la macération.

1 Dans le premier âge. Voyez ci-devant, première partie, chap. V, p. 27.

2 Je n'ai trouvé sur le tissu même du derme que les seules taches colorées appelées *lentilles*. Voyez ci-devant 1re partie, p. 25.

§ XIII.

Je viens de parler du bœuf; je passe aux autres mammifères. Toute cette structure foliée des téguments de la langue, déjà si remarquable dans le *bœuf*, offre quelque chose de plus net et de plus évident encore, s'il est possible, dans le *mouton*.

Quand, après une macération suffisante, on en vient à détacher l'*épiderme* de la langue du *mouton*, on voit cet *épiderme* glisser, à la plus faible impulsion, au-dessus du *corps muqueux*, comme un rideau qui glisse au-dessus du corps qu'il couvre, ou plutôt qu'il voile. Cet *épiderme* détaché conserve, à sa face interne, les empreintes des papilles qu'il recouvrait.

§ XIV.

A ce degré de macération, le *corps muqueux* se détache aussi, avec la plus grande facilité, du *derme*. Sa face interne conserve de même les empreintes des papilles sous-jacentes; et ces deux membranes, le *corps muqueux* et l'*épiderme*, sont, l'une et l'autre, d'une continuité parfaite[1]. L'*épiderme* est d'une grande finesse; le *corps muqueux* est beaucoup plus épais; le *derme* porte, comme toujours, les papilles.

§ XV.

Dans le *cheval*, l'*épiderme* est beaucoup plus fin encore que dans le *mouton*; le *corps muqueux* est, au contraire, beaucoup plus épais.

1 Il ne s'agit toujours ici que de la *continuité*, vue à l'œil nu.

L'*épiderme* et le *corps muqueux* du *cochon* se rapprochent du *corps muqueux* et de l'*épiderme* du *cheval*[1].

Dans le *chien*, l'*épiderme* est presque aussi fin que dans l'*homme*; et le *corps muqueux* n'y est guère plus épais.

Dans tous ces animaux, l'*épiderme* conserve, à sa face interne, les empreintes des papilles qu'il recouvre. Dans tous, soit par sa finesse ou son épaisseur, soit par la forme de ses éminences extérieures ou de ses empreintes internes, il a quelque chose de particulier et de spécifique, comme le *corps muqueux* par sa disposition, comme le *derme* par ses papilles; et dans tous, toutes ces membranes ont quelque chose de générique, car, en effet, et à ne considérer que les caractères mêmes de ces membranes, la langue du *mouton* se rapproche de celle du *bœuf*, celle du *cochon* de celle du *cheval*, et, parmi toutes celles-là, celle du *chien* se rapproche plus qu'aucune autre de celle de l'*homme*.

§ XVI.

Par tous ces résultats, l'anatomie des téguments de la langue prend, comme on voit, une nouvelle face.

Trois membranes constituent partout ces téguments, le *derme*, le *corps muqueux* et l'*épiderme*; partout l'*épiderme* et le *corps muqueux* existent; partout ils forment une lame d'une continuité parfaite.

1 Dans tous ces animaux, l'action de l'eau bouillante peut séparer aussi plus ou moins, mais seulement quand elle ne va pas, ainsi que je l'ai déjà dit, jusqu'à crisper l'épiderme, les trois lames de la langue. Dans le *cochon* en particulier, cette action de l'eau bouillante forme, sous l'*épiderme*, de petites vésicules supercificielles, transparentes, pleines d'une eau limpide et claire, et ces vésicules séparent l'*épiderme* du *corps muqueux*; et elle en forme d'autres, sous le *corps muqueux*, lesquelles sont opaques, pleines d'un liquide visqueux ou gélatineux, et celles-ci séparent le *corps muqueux* du *derme*.

Le *corps réticulaire de Malpighi* n'est qu'un corps factice, un produit de l'ébullition; la macération donne la *membrane continue* ou le corps réel.

§ XVII.

Enfin, et quant à la nature du tissu qui forme ce *corps réel*, la consistance de ce tissu, sa texture, sa couleur blanche, l'altération particulière qu'il éprouve de la part de l'eau bouillante, tout montre que c'est là un tissu nouveau, déterminé, *sui generis*.

§ XVIII.

On voit, en effet, que le tissu dont il s'agit ici, n'a nul rapport avec le tissu de l'*appareil pigmental* de la peau, décrit dans la première partie de cet ouvrage[1]. Ce sont là deux tissus, deux appareils essentiellement distincts; et le nom de *corps muqueux* sous lequel on les a réunis jusqu'ici est également impropre, soit qu'on l'applique à l'un ou à l'autre.

CHAPITRE II.

Du corps muqueux de la bouche, des joues, des lèvres et de l'œsophage dans l'homme.

§ I.

La membrane muqueuse de la langue peut être donnée, par sa

[1] Voyez ci-devant 1re partie, p. 13.

structure, comme le type de la structure d'un groupe entier de membranes muqueuses.

On voit (Pl. II, fig. 4) la muqueuse du palais et celle des joues, deux muqueuses qui appartiennent au même groupe que la muqueuse de la langue; et l'on voit à chacune l'*épiderme*, le *corps muqueux* et le *derme*, séparés et détachés en trois membranes distinctes.

Et ce n'est pas tout. Le corps muqueux qui règne sur la langue, sur le palais, sur les joues, en un mot, sur toute la cavité buccale, s'étend plus loin encore. La même planche II[1] le montre sur l'œsophage, et toujours placé sur le derme et toujours recouvert par l'épiderme.

§ II.

Il y a donc, comme je viens de le dire, un groupe entier de membranes muqueuses dont la structure est la même que celle de la membrane muqueuse de la langue; et ce groupe comprend la membrane muqueuse de la langue, celle du palais, celle des joues, celle de toute la cavité buccale, et celle de l'œsophage. Au point où l'œsophage finit et où l'estomac commence, cette structure donnée finit et il en commence une autre toute nouvelle, laquelle sera l'objet de l'un des chapitres qui suivent.

§ III.

Dans l'homme, le *corps muqueux* est partout blanc; dans le bœuf, il est le siége de ces taches, de ces colorations partielles qui

1 Fig. 5.

se voient souvent, soit sur le palais, soit sur la langue de cet animal ; il est d'un tissu propre, que l'ébullition rend plus compacte, plus blanc [1] (lorsqu'il est de cette couleur [2]), et qui se compose de couches adhérentes et superposées.

CHAPITRE III.

Continuité du corps muqueux et du second épiderme.

§ I.

Le second épiderme est très-mince, très-fin ; il recouvre, à l'aréole des mamelles, un enduit coloré, un pigmentum, plus ou moins marqué ; il passe très-facilement à un état *fluide* et *gluant*. On ne peut douter, à cause de cela même, que ce ne soit à ce *second épiderme* qu'il faille rapporter tout ce que les anatomistes ont dit du prétendu *corps muqueux* de la peau [3].

§ II.

On ne l'obtient, comme je l'ai déjà dit [4], que par un degré déterminé de macération, degré qu'il serait très-difficile de saisir sans

1 L'ébullition rend le *corps muqueux* plus compacte, plus blanc, et par conséquent plus distinct du *derme* et de l'*épiderme*. Dans toutes ces recherches, je me suis aidé tour à tour de l'ébullition et de la *macération*, afin de confirmer et de compléter par l'un de ces procédés les résultats que j'avais obtenus par l'autre.

2 Il est souvent parsemé de taches noires à la langue du bœuf. Au mufle du cheval, il est souvent tout noir, ou tout roux, ou seulement parsemé de taches noires ou rousses.

3 Voyez ci-devant, première partie, p. 41.

4 Voyez ci-devant, première partie, p. 42.

un examen suivi. Si la macération est trop peu avancée, il s'enlève avec l'épiderme externe; si elle est trop avancée, il se transforme en une sorte d'*enduit gluant et fluide*[1]. Entre ces deux termes, il est un point où il se détache en *membrane continue* et distincte. Les anatomistes qui n'ont pas poussé la macération assez loin ont refusé toute espèce de *corps muqueux* à la peau; ceux qui ont poussé la macération trop loin ont attribué à la peau un *corps muqueux*, sorte de *mucosité*, de *liquide muqueux et gélatineux* (Meckel). La macération, méthodiquement conduite, montre, à la place de cette *mucosité*, une véritable *membrane*, *continue*, *fine*, et qui est le *second épiderme*.

§ III.

Le *second épiderme* et le *corps muqueux*, comparés l'un à l'autre, forment donc deux *tissus*, deux *corps* essentiellement distincts. Et cependant il est évident que le *corps muqueux* est au groupe particulier de membranes muqueuses qui comprend les membranes muqueuses de la bouche, des joues, des lèvres et de l'œsophage, ce que le *second épiderme* est à la peau. On sent donc combien il importait de déterminer le point précis où finit le *second épiderme* et où le *corps muqueux* commence. On sent qu'il importait plus encore d'établir la *continuité parfaite* de ces deux corps.

§ IV.

La figure 6 de la Planche II offre les deux lèvres de la bouche, vues par leur côté externe. Sur un point de la lèvre supérieure,

1 Voyez ci-devant, 1re partie, p. 42.

l'épiderme est soulevé, flottant. On voit ainsi, d'une manière évidente, la *continuité parfaite* du derme de la peau et du derme de la membrane muqueuse; et, de plus, la *continuité parfaite* de l'épiderme de l'une de ces membranes avec l'épiderme de l'autre.

§ V.

Mais, au point où le tégument de la lèvre se transforme de *cutané* en *muqueux*, au point où sa coloration, sa nature changent, l'*épiderme interne* change aussi de nature et de coloration, et, d'*épiderme interne*, devient *corps muqueux*. C'est ce qui se voit clairement sur la figure 4 de la Planche que je viens de citer. La lèvre, vue par sa face interne, y montre encore la continuation du *derme* et de l'*épiderme;* et, ce qui est plus remarquable, elle y montre la continuation du *second épiderme* de la *peau* avec le *corps muqueux* de la *membrane muqueuse*.

§ VI.

La peau a donc *deux épidermes*, l'un *interne*, l'autre *externe;* la membrane muqueuse de la langue, du palais, des joues, de toute la cavité buccale, de l'œsophage, a un *corps muqueux* et un *épiderme externe;* et, sur les lèvres de la bouche, au point où la *peau* devient *membrane muqueuse*, l'*épiderme interne* devient *corps muqueux*. D'un côté des lèvres, est la *peau* avec ses deux épidermes; de l'autre côté est la *membrane muqueuse* avec son épiderme externe et son corps muqueux.

CHAPITRE IV.

Du corps muqueux de la bouche, du palais, des joues et des trois premiers estomacs, dans le bœuf.—De ce même corps muqueux de la bouche, du palais, des joues et de la première partie de l'estomac, dans le cheval.

§ I.

En décrivant la *structure des téguments de la langue*[1], j'ai particulièrement insisté sur la langue du bœuf, parce que c'était sur cette langue que Malpighi avait vu ce beau *réseau muqueux* qu'il avait pris pour une *disposition naturelle*, et que j'ai montré n'être qu'une *disposition factice* et produite par la décoction. Il m'a paru important de suivre, sur le bœuf même, le *corps muqueux* dans toutes les parties où il s'étend, c'est-à-dire, comme on va le voir, dans toute la cavité buccale, dans le pharynx, dans l'œsophage et dans les trois premiers estomacs, la *panse*, le *bonnet* et le *feuillet*.

§ II.

Dans le bœuf, comme dans le cheval, dont je parlerai tout-à-l'heure, l'extrémité du museau, le *mufle*, est un appendice de la cavité buccale, et déjà, dans le *mufle*, se montre un épais *corps muqueux*, souvent marqué de points colorés, plus ou moins noirs.

Cet épais *corps muqueux* s'amincit sur les parois internes des joues.

1 Voyez ci-devant, 2e partie, chap. I, p. 48.

En second lieu, ces parois internes des joues sont garnies, de chaque côté, vers les lèvres, de longues et nombreuses papilles, et la structure de ces papilles est exactement la même que celle des papilles de la langue. Chaque papille, production du *derme*, est enveloppée par deux gaînes, l'une fournie par le *corps muqueux*, et l'autre par l'*épiderme*. On voit tout le détail de cette curieuse structure dans la figure 2 de la Planche IV.

§ III.

Le *derme* du palais du bœuf est disposé par lignes transversales, saillantes et hérissées de papilles. Chaque ligne saillante, chaque papille du *derme*, a une double gaîne, l'une *muqueuse*, l'autre *épidermique*; et ces deux gaînes s'enlèvent facilement, en conservant l'empreinte et comme le moule des papilles qu'elles recouvraient. C'est ce que montre la première figure de la Planche IV.

§ IV.

Le *corps muqueux* seul est le siége des taches, des plaques colorées que présente si souvent le palais du bœuf. Ce *corps muqueux* est composé de couches superposées, et ces couches elles-mêmes de brins perpendiculaires.

§ V.

L'œsophage a un *corps muqueux* très-marqué, et que l'ébullition rend encore plus manifeste, plus compacte, plus blanc, plus distinct du *derme* et de l'*épiderme*. La troisième figure de la Planche IV montre, distinctes et séparées, les trois membranes de l'œsophage, le *derme*, l'*épiderme* et le *corps muqueux*.

§ VI.

De l'œsophage, le *corps muqueux* s'étend sur la *panse*, sur le *bonnet*, sur le *feuillet;* et il finit brusquement avec le *feuillet*, au point où la *caillette* commence. Il règne ainsi sur les trois premiers estomacs, où nul anatomiste encore ne s'était avisé de le soupçonner, pas plus qu'à l'œsophage.

§ VII.

Il y est partout recouvert par l'épiderme. Les papilles de la *panse*, les petites cloisons du *bonnet*, les papilles si curieuses du *feuillet*, offrent exactement encore la même structure que celles de la langue et des parois internes des joues. Chaque papille, chaque cloison a toujours une double gaîne, une gaîne *muqueuse* et une gaîne *épidermique*.

§ VIII.

Les papilles de la *panse* sont larges, plates, de grandeur inégale; Duverney les compare à des semences de courge. Celles du *feuillet* sont plus remarquables encore : on les a comparées à des grains de millet, et avec assez de raison pour les plus petites; les plus grandes ressemblent à des grains d'orge; il y en a quelques-unes, vers l'ouverture supérieure de cet estomac, qui sont surmontées d'un véritable prolongement corné, d'une sorte d'ongle. Après une macération convenable, l'*épiderme* et le *corps muqueux* se détachent de toutes ces papilles, et particulièrement de celles du *feuillet*, comme les doigts d'un gant se détachent des doigts de la main. Il arrive même souvent, aux papilles du *feuillet*, que le *doigt épidermique* et le *doigt muqueux*, si je puis m'exprimer ainsi, se *renversent* en se détachant, comme fait un *doigt de gant* lorsqu'il se *retourne*.

§ IX.

Il suffit de jeter un simple coup d'œil sur les trois premiers estomacs, pour y distinguer l'épiderme. Duverney a parfaitement vu et décrit l'*épiderme* qui, je me sers de ses expressions, *fait autant de gaînes qu'il y a d'éminences dans la tunique nerveuse* [1], *et les revêt exactement* [2]. « Partout, dit M. Cuvier, la surface « interne des trois premiers estomacs, sans en excepter les pa- « pilles, est recouverte d'un épiderme mince, qui s'enlève facile- « ment par grands lambeaux, en conservant les moules des papilles, « et se distingue, par sa couleur jaunâtre, de la membrane interne « qui est blanche [3]. » Mais, je le répète, ni Duverney, ni M. Cuvier, ni aucun autre, n'a soupçonné, sous cet *épiderme*, un véritable *corps muqueux, s'enlevant aussi par lambeaux*, et formant aussi, à chaque papille, une seconde gaîne ou gaîne interne, comme l'*épiderme* lui en fournit une externe.

§ X.

La septième figure de la Planche IV montre les trois membranes qui nous occupent, le *derme*, le *corps muqueux* et l'*é-*

1 C'est-à-dire dans le *derme*.
2 *OEuvres anatom.* t. II, p. 436.
3 *Leçons d'anat. comp.* t. III, p. 394. Cette membrane *interne et blanche*, de M. Cuvier, est le *corps muqueux*.

piderme, sur la *panse;* la quatrième les montre sur le *bonnet;* et les cinqième et sixième sur le *feuillet*. On voit par les papilles du *feuillet*, mieux encore peut-être que par tout le reste, comment l'*épiderme*, comment le *corps muqueux* forment des *membranes continues;* comment les gaînes dont ces membranes enveloppent les papilles du *derme* sont elles-mêmes *continues*, et représentent de véritables *doigts de gant* complets, et complets à ce point qu'ils peuvent, ainsi que je l'ai déjà dit, *se retourner*, se *renverser*, quand on les détache de leurs papilles.

§ XI.

Dans le cheval, comme dans le bœuf, le *corps muqueux* règne sur le mufle, sur les lèvres, sur le palais, sur les joues, sur la langue, sur l'œsophage, sur toute la première partie de l'estomac; et partout il est recouvert par l'*épiderme*.

§ XII.

Le derme du palais du cheval est disposé, comme celui du palais du bœuf, par lignes transversales saillantes, mais plates et sans papilles; et partout il est recouvert d'une lame ou membrane *muqueuse* et d'une lame ou membrane *épidermique*.

§ XIII.

L'estomac du cheval se compose de deux parties essentiellement distinctes par leur structure. La première, vraie continuation de l'œsophage, répond, par sa structure, aux trois premiers estomacs des animaux ruminants; et, comme ces trois premiers estomacs, comme l'œsophage, elle a un véritable *corps muqueux*, recouvert par un *épiderme*. La seconde répond à la *caillette*; et, avec cette seconde partie, commence une nouvelle structure, semblable à celle de la *caillette*.

§ XIV.

L'*épiderme* et le *corps muqueux* de l'œsophage et de la première partie de l'estomac du cheval ne sont ni moins nettement tranchés, ni moins remarquables que l'*épiderme* et le *corps muqueux* de l'œsophage et des trois premiers estomacs du bœuf.

§ XV.

La huitième figure de la Planche IV montre les trois membranes, le *derme*, le *corps muqueux* et l'*épiderme*, sur le palais du cheval; la neuvième les montre sur son œsophage; et la dixième les montre sur la première partie de son estomac.

§ XVI.

Dans le cheval, comme dans le bœuf, il y a donc un groupe entier de membranes muqueuses dont la structure est la même que celle de la membrane muqueuse de la langue. Ce groupe comprend, dans le cheval comme dans le bœuf, les membranes muqueuses du mufle, des lèvres, des joues, du palais, de la langue, en un mot, de toute la cavité buccale; il comprend encore, dans le cheval, la membrane muqueuse de l'œsophage et de la première partie de l'estomac; et, dans le bœuf, la membrane muqueuse de l'œsophage et celle des trois premiers estomacs, la *panse*, le *bonnet* et le *feuillet*.

Avec la *seconde partie de l'estomac* dans le cheval, avec la *caillette* dans le bœuf, commence une nouvelle structure, et, avec cette nouvelle structure, de nouvelles fonctions; là commence, en d'autres termes, un nouveau groupe de *membranes muqueuses*, lequel va faire l'objet du chapitre qui suit.

CHAPITRE V.

Du corps muqueux et de l'épiderme des intestins.

§ I.

On a vu, par les précédents chapitres, que la membrane muqueuse des lèvres, de la bouche et de l'œsophage, se compose de trois lames distinctes, le derme, le corps muqueux et l'épiderme.

§ II.

Avant moi, on n'avait guère étudié le corps muqueux que sur la langue: je l'ai suivi sur les lèvres, sur les joues, dans l'œsophage. On supposait d'ailleurs, d'après Malpighi, que le corps muqueux de la langue était disposé en réseau; et j'ai montré qu'il forme, au contraire, une membrane continue[1].

1 Voyez ci-devant, 2e partie, chap. I, p. 48 et suiv.

§ III.

Quant à l'épiderme, on l'a signalé de bonne heure sur les lèvres, dans la cavité buccale, dans l'œsophage; et même quelques anatomistes sont allés plus loin : ils ont cru le reconnaître jusque dans l'estomac et dans les intestins. Mais cette dernière opinion de l'existence d'un épiderme dans l'estomac et dans les intestins, n'a jamais été admise sans contradiction.

§ IV.

Ainsi, dès la fin du 17e siècle, Glisson soutenait déjà que l'épiderme manquait dans les intestins, et qu'il y était remplacé par le mucus qui les lubrifie[1]. Plus de cent après Glisson, Bichat niait de nouveau, et d'une manière presqu'aussi absolue que Glisson, l'épiderme de l'estomac et des intestins. « Dans l'estomac, dit-il, et dans les « intestins, l'instrument le plus délicat ne peut soulever l'épiderme; « jamais dans la macération et dans l'ébullition du système mu- « queux de ces parties, je n'ai vu l'épiderme se soulever à sa sur- « face; j'ai extrait du ventre d'un chien une portion d'intestin, la « tunique muqueuse a été mise à découvert par une incision, et j'ai « appliqué dessus un épispastique, aucune pellicule ne s'en est éle- « vée. »...... « D'après ces considérations, continue-t-il, il paraî- « trait que l'épiderme n'existe pas sur ces membranes muqueuses. » ...... « Du moins, ne pourra-t-il y être admis qu'après un examen

[1] Mucus interiorem tunicam mucilaginea crusta oblinit, et eamdem, velut cuticulæ vicarius, à cruentatione tuetur. Etenim interior superficies hujus tunicæ caret cuticula......, et muco illo, loco cuticulæ, tegitur. Glisson : *De ventriculo et intestinis.*

« nouveau, qui, je crois, prouvera plutôt contre que pour son « existence[1]. »

Béclard partage l'opinion de Bichat. « Cette question, dit-il, « (celle de l'existence de l'épiderme sur les membranes muqueuses « de l'estomac et des intestins) ne peut guère être résolue autre- « ment qu'elle ne l'a été par Bichat, qui, ajoute-t-il, penche beau- « coup pour la négative[2]. »

Enfin, Meckel qui, comme Béclard, semble s'être imposé la tâche de soumettre à une nouvelle étude presque tous les grands travaux de Bichat, s'exprime, sur la question qui nous occupe, en termes plus formels encore que Bichat lui-même. « Les épispasti- « ques, dit-il, pendant la vie, et la macération après la mort, sont « impuissants pour démontrer l'existence d'un épiderme sur la tu- « nique villeuse de l'estomac et des intestins. » ...... « Il est donc « fort douteux que cet épiderme existe, et que, comme le pense « Haller, son existence soit attestée par la sortie de membranes « ayant la forme des canaux d'où elles s'échappent, puisque la for- « mation de ces membranes peut très-bien s'expliquer autrement[3]. »

§ V.

Ainsi, Glisson, Bichat, Béclard, Meckel, nient l'épiderme de l'estomac et des intestins; mais, d'un autre côté, plusieurs anatomistes

1 Bichat, *Anat. génér.* T. IV : art. *Epiderme des surfaces muq. profondes.*

2 Béclard, *Notes sur Bichat.*

3 C'est à-dire, comme la formation de toute fausse membrane : par l'effet de l'inflammation. Meckel : *Manuel d'anat.*, t. 1, p. 199. Les membranes rendues dans les phlegmasies des intestins ne sont aussi, aux yeux de Béclard, que de simples produits de l'inflammation : « L'analogie, dit-il, doit les faire regarder comme des pseudo-membranes. » (Notes sur Bichat). On ne pourra plus douter, quand on aura lu ce qui suit, que les *membranes, rendues dans les phlegmasies des intestins*, ne soient le véritable épiderme de ces membranes.

non moins célèbres l'admettent : Ruysch, Lieberkuhn, Haller, etc.

Ruysch l'admet, et le nomme *épithélium*. Je ne suis pourtant pas sûr qu'il l'ait réellement séparé de la tunique villeuse des intestins; car il se borne à dire *qu'on voit les villosités de cette tunique sans avoir besoin d'ôter l'épithélium*[1].

§ VI.

Lieberkuhn est, à ce que je crois, le premier qui ait nettement vu l'épiderme des intestins, et peut-être même le seul de ces anciens anatomistes qui l'ait bien vu. Il dit qu'une membrane semblable à l'épiderme recouvre les villosités des intestins, et, ce qui est plus précis encore, il dit que cette membrane se continue avec l'épiderme de l'estomac, de l'œsophage et de la bouche[2].

§ VII.

Pour Haller, il admet, comme Lieberkuhn, l'épiderme de l'estomac et des intestins; mais, ce qui ôte beaucoup de poids à son assertion, c'est qu'il semble confondre partout le véritable épiderme avec la tunique villeuse de ces parties[3].

1 In prolabiis papillæ haud in conspectum veniunt, nisi epithelia prius sit ablata; in intestinis vero, instar villorum serici villosi surrectorum visui apparent, sine integumenti aut epitheliæ ablatione. Ruysch : *Thesaur.* VII. N° 40.

2 Si pars intestini, elota prius et aperta, immitatur in aquam, et sat diu intra hanc relinquatur vase clauso, membrana illa (epidermidi similis) secedit, et non adeo facile putrescit ac reliquum instestinum. Est quoque hæc membrana epidermidi continuata : nam. . . . . similis membrana cum hac cohærens, de interiore oris, œsophagi, ventriculi et intestinorum superficie secedit. . . . Lieberkuhn, *De fabrica et actione villorum intestinorum tenuium.*

3 Epidermis per os, et gulam, in ventriculum producta, demum in intestinum propagatur, est que ejus tunica intima..... Etsi nunc villosa, mollior, obque villos alio prædita habitu, parum videtur de epidermidis habere naturam, multa tamen et præcipuas ejus notas

§ VIII.

Depuis Haller, plusieurs anatomistes habiles, nommément M. Dœllinger, ont vu l'épiderme de l'estomac et des intestins; et même M. Dœllinger a fait, à cette occasion, la remarque très-juste, que les villosités de l'intestin sont enveloppées par cet épiderme comme les doigts de la main le sont par les doigts d'un gant[1].

§ IX.

De tous les anatomistes que je viens de citer, Lieberkuhn est donc le premier qui ait bien connu l'épiderme des membranes muqueuses gastrique et intestinale. Il est, de plus, le premier qui, pour détacher cet épiderme de la tunique villeuse, ait procédé d'une manière régulière, c'est-à-dire à l'aide d'une macération bien conduite.

§ X.

C'est aussi à l'aide d'une macération bien conduite, et conduite même avec des précautions que n'y avait probablement pas apportées Lieberkuhn[2], que j'ai réussi à détacher l'épiderme de l'es-

retinet. Ut enim amissa epidermis restituitur; ita plurima sunt exempla hominum, quibus late de ano membrana villosa decessit, qui iidem tamen sensim convaluerunt. Haller, *Elementa physiologiæ*, t. VII, p. 22.

1 Obducit villos tenuis epidermis vaginulas formans, quæbus insunt sicuti digiti manicæ. Doellinger, *De vasis sanguiferis quæ villis intestinorum tenuium hominis brutorumque insunt*.

2 La première de ces précautions est de purger entièrement, par des lotions réitérées (lotions pour lesquelles il faut ajouter souvent quelque acide à l'eau), la membrane muqueuse de tout mucus. La seconde est, comme je l'ai déjà dit (*Considér. prélim.*, p. 7), de

tomac et des intestins, et à le détacher, non par fragments, par lambeaux, non par une sorte de bonne fortune et comme au hasard, mais par larges plaques, mais par lames entières et continues, mais d'une manière sûre et constante.

Les figures 4 et 5 de la Planche III présentent, sur deux portions d'intestin grêle, l'épiderme de la tunique villeuse distinct et détaché de cette tunique.

Cet épiderme forme une membrane continue, fine, transparente. La face externe de cette membrane est toute hérissée de petites saillies; sa face interne offre une foule de petits enfoncements. Ces saillies externes, ces enfoncements internes marquent les parties de l'épiderme qui répondent aux papilles du derme, et qui servent de gaînes à ces papilles.

§ XI.

Mais ce n'est pas seulement un épiderme, membrane propre et continue, qui se voit sur les deux pièces, 4 et 5, de la Planche III. On voit aussi sur ces deux pièces, et particulièrement sur la pièce n° 5, un véritable corps muqueux, interposé entre les papilles du derme et l'épiderme, un peu plus épais que l'épiderme, et formant la première gaîne des papilles du derme, dont l'épiderme ne forme que la seconde.

A l'épaisseur près, la lame du corps muqueux répète exactement la lame de l'épiderme : toute hérissée, comme elle, de petites saillies à sa face externe; et toute parsemée de petits enfoncements à sa face interne.

soumettre alternativement la partie qu'on étudie à l'action de l'eau de macération, et à l'action de l'alcool.

§ XII.

Il faut pourtant ajouter que les gaînes de ce corps muqueux peuvent rester attachées soit aux papilles du derme, soit aux gaînes de l'épiderme, et qu'alors ce corps forme un véritable réseau, mais un réseau factice, un réseau qui, comme le fameux *réseau de Malpighi* ou du corps muqueux de la langue, ne dépend que de l'arrachement même des gaînes qu'il fournissait aux papilles du derme.

§ XIII.

J'ai retrouvé cette même structure d'une membrane muqueuse composée de trois membranes superposées, le derme, le corps muqueux et l'épiderme, sur l'estomac; et je l'y ai retrouvée malgré la finesse extrême de la lame muqueuse de cet organe.

§ XIV.

On peut dire que les papilles, d'ailleurs si remarquables, de l'estomac et de l'intestin grêle, ne paraissent dans toute leur richesse et dans toute leur admirable régularité que lorsqu'elles sont, comme on les voit ici sur la pièce n° 3[1], dépouillées et du corps muqueux et de l'épiderme qui, dans l'état ordinaire, les masquent et les recouvrent.

On peut dire, de plus, que ce n'est qu'alors qu'on s'assure bien de toute la généralité de ce fait déjà établi dans les précédents

1 Toujours de la Planche III.

chapitres, savoir, que les villosités ou papilles ne sont partout que des productions du derme, qu'elles tiennent partout à ce derme, et que le corps muqueux et l'épiderme ne font jamais que leur servir de gaînes ou d'enveloppes.

Un second fait non moins important, et qui tire également une nouvelle force de ces nouvelles recherches, c'est que le caractère général des membranes muqueuses, même des membranes muqueuses les plus profondes, est d'offrir un derme recouvert d'un corps muqueux et d'un épiderme, comme le caractère de la peau est d'offrir un derme recouvert de deux épidermes.

Il est aisé de voir enfin que la structure, mieux connue, de l'estomac et des intestins donne un secours nouveau à l'étude physiologique de ces organes. Il a toujours répugné à la physiologie, et cela malgré l'autorité des meilleurs observateurs, des Glisson, des Bichat, des Béclard, des Meckel, d'admettre que cette surface interne, cette surface papillaire de l'estomac et des intestins, siége des fonctions les plus délicates de l'économie, et sur laquelle s'exerce l'action des substances les plus irritantes ou les plus grossières, fût une surface nue, et dépouillée de tout autre moyen de protection que le simple mucus, plus ou moins abondant, et, pour ainsi dire, éventuel, qui la lubrifie.

Or, comme on vient de le voir, la surface interne et papillaire de l'estomac et des intestins n'est point, en effet, une surface nue. Elle est recouverte de deux membranes continues et superposées : par où elle rentre dans la loi générale et de la peau, et des membranes muqueuses que je viens d'étudier : c'est-à-dire, qu'étant soumise, comme cette peau et comme ces membranes, à l'action incessante des corps extérieurs, elle est recouverte, comme elles, de deux lames superposées et protectrices.

CHAPITRE VI.

Des membranes muqueuses du nez, de la trachée-artère, de la vessie et des artères.

§ I.

On connaît, par les précédents chapitres, la structure des membranes muqueuses de la langue, de la bouche, de l'œsophage et des intestins. On va connaître, par celui-ci, la structure de la membrane muqueuse du nez, de celle de la trachée artère, de celle de la vessie, et de celle des artères.

§ II.

Je commence cette nouvelle suite d'études par l'étude de la membrane muqueuse du nez ou *pituitaire*.

La structure intime de la membrane *pituitaire* est encore, aujourd'hui même, très-peu connue.

§ III.

Vers le milieu du 17e siècle, Schneider détruit l'erreur ancienne qui faisait descendre la *pituite* du cerveau, et montre, dans la membrane muqueuse du nez, qu'il nomme pour cela même *membrane pituitaire*, le véritable organe de la sécrétion de la *morve* ou de la *pituite*[1].

[1] Conradus Victor Schneider, *De catarrhis, etc. : Illa membrana pituitam condit, continet et emittit*. Lib. III, cap. 3.

Bientôt après, Ruysch distingue et sépare, de la membrane muqueuse proprement dite, le périoste qui recouvre les os du nez[1].

Haller, un des premiers, parle de l'épiderme de la membrane *pituitaire*[2]; mais ni Bichat, ni Meckel, ni Béclard, venus après Haller, n'en parlent plus.

Bichat paraît ne voir dans la membrane *pituitaire* que deux feuillets, dont l'un est le périoste même et l'autre le *feuillet muqueux*[3]. Meckel n'en dit pas plus que Bichat[4]; et Béclard se borne à dire : « Que dans certaines parties, comme les fosses nasales,..., « la diminution de l'apparence de l'épithélium est graduelle, in« sensible, et qu'il est impossible d'en assigner exactement les li« mites[5]. »

§ IV.

Ainsi, Bichat et Meckel ne parlent que du chorion, du derme de la membrane *pituitaire;* Béclard ne parle que de l'épiderme des bords extérieurs de cette membrane; et nul ne parle du *corps mu-*

1 Et le périchondre qui en recouvre les cartilages. *Præterea consideratione dignum judico, septum narium cartilagineum, non solum investiri membrana mucosa, verum quoque sub hac immediate membranula tenuissima. Hæc continuatio est periostii, nasi partem osseam obducentis, atque perichondrium dici meretur.* Responsio ad Epist. VIII.

2 *Suam habet sibi superjectam epidermidem*, dit-il (*Elementa physiologiæ*, etc., t. V, art. *membrana pituitaria*); Winslow, dit : «Vers le bord des narines externes, la membrane pitui« taire est très-mince et y paraît comme un tissu dégénéré de la peau et de l'épiderme. » *Exposition anatomique de la structure du corps humain* : *Traité de la tête*, n° 336.

3 « Un feuillet fibreux, qui est le périoste ou le périchondre des cavités nasales, se joint, dit « Bichat, au feuillet muqueux pour former la membrane pituitaire » ...... « Le feuillet « muqueux, dit-il encore, épais, spongieux et mou, est formé d'un chorion très-prononcé « qui lui donne cette épaisseur. » *Anatomie descriptive*, t. II, art. *organisat. de la pituitaire.*

4 *Manuel d'anatomie*, t. III, p. 279.

5 *Eléments d'anatomie générale*, etc. p. 266.

queux, de ce *corps*, de cette *lame* particulière qui, comme on l'a déjà vu par les précédents chapitres, et comme on va le voir encore par celui-ci, s'interpose toujours, dans toute membrane muqueuse, entre le derme et l'épiderme.

§ V.

Trois lames superposées constituent donc toute membrane muqueuse; et ces trois lames se voient en effet, avec évidence, sur la pièce n° 1 de la Planche V.

Cette pièce est un morceau de la membrane pituitaire d'un cheval, et de la portion même de cette membrane qui recouvre les cornets du nez. On voit, sur cette pièce : au fond, le derme, tout sillonné de lignes, lesquelles sont disposées comme les nervures d'une feuille; devant le derme, une membrane fine, qui est la *lame muqueuse* ou le *corps muqueux;* et, devant le corps muqueux, une lame plus fine encore qui est l'épiderme.

Le derme, le corps muqueux et l'épiderme existent donc, réunis et superposés l'un sur l'autre, dans la membrane muqueuse du nez ou *pituitaire*.

§ VI.

Je passe à la membrane muqueuse de la trachée artère.

La structure de cette nouvelle membrane n'est pas mieux connue que celle de la membrane *pituitaire*. Haller y admet un épiderme[1], que Bichat nie. Bichat dit formellement que : « Dans aucune partie

1 *Epidermis est levis, sui similis, simplex..... Eam in funesta puerorum angina frequenter ægroti reddunt. Elem. physiolog.* T. III, art. *Bronchi reliqua fabrica.*

« de la membrane muqueuse des voies aériennes, on ne peut dé-
« montrer l'existence de l'épiderme[1]. »

Or, je montre ici, sur les pièces, n°s 2 et 3 de la Planche V, et l'épiderme, et le corps muqueux et le derme de la membrane muqueuse de la trachée artère.

§ VII.

Ces deux pièces sont deux morceaux de la trachée artère d'un cheval. On voit l'épiderme sur la première. L'épiderme manque sur la seconde; mais on y voit deux lames détachées et superposées : l'antérieure est la *lame muqueuse* ou le *corps muqueux;* la postérieure est le derme.

La membrane muqueuse de la trachée artère a donc, comme la membrane muqueuse du nez, comme toutes les membranes muqueuses étudiées par moi jusqu'ici, un derme, un corps muqueux et un épiderme.

§ VIII.

Il en est de même de la membrane muqueuse de la vessie.

La pièce n° 4 de la Planche V est la vessie d'un lapin. On voit clairement, sur cette vessie, trois lames, toutes trois d'une finesse extrême, et placées l'une sur l'autre : l'antérieure, ou la plus fine,

1 *Anatomie descriptive*. T. IV, art *Membrane muqueuse des conduits aériens*. « L'unique
« preuve, ajoute-t-il, que l'on puisse acquérir ici de l'existence de l'épiderme, se tire des cas
« pathologiques où des fragments membraneux ont été rendus par expectoration. Haller en
« cite plusieurs, et n'admet que d'après cela un épiderme muqueux pulmonaire. Mais cette
« preuve est insuffisante, ces lambeaux peuvent être analogues aux escarres plus ou moins
« profondes produites sur la peau par les brûlures, etc »

est l'épiderme; puis vient la *lame muqueuse;* puis vient le derme; et derrière le derme est la *membrane* ou plutôt la *couche musculaire* de la vessie.

§ IX.

L'épiderme de la vessie avait été déjà vu par Haller[1]; il avait été vu par Ruysch[2]; mais Haller, mais Ruysch paraissent ne l'avoir vu qu'à la suite de lésions ou de maladies de la vessie, qu'à la suite de *cas pathologiques*. Or, je le montre ici isolé, détaché du reste de la membrane par un procédé régulier, méthodique, sûr; et je ne montre pas seulement l'épiderme, je montre l'épiderme, le corps muqueux et le derme de la vessie.

§ X.

Les membranes muqueuses ont donc toutes une même et fondamentale structure; et cette structure est complexe. Aucune membrane muqueuse n'est simple. Toute membrane muqueuse, quelque mince, quelque fine qu'elle soit, a toujours trois lames ou membranes distinctes : un épiderme, un corps muqueux et un derme.

1 *Membrana vesicæ nervea...., ex cute evidenter continuata, præcipua est vesicæ tunica..... intima membrana, levissima......, tenuior quam nervea, epidermidis est propago...... Cum epidermide, cui continuatur, id habet commune, ut secedat de nervea, de que corpore exeat......, et perinde renascatur. Elementa physiologiæ*, t. VII, art. *Membrana vesicæ intima.*

2 *Pauca superaddo de interiore membrana, quæ vesicæ urinariæ cavitatem urinæ contiguam facit. De qua imprimis notasse juvet portionem ejus, a reliqua separatam, posse per vias urinæ excerni...... Adversarior. Anatomic. Decas secunda.*

§ XI.

Et cela va si loin, qu'il n'est pas jusqu'à la membrane interne des artères (membrane qu'il faut classer, en effet, parmi les membranes muqueuses[1]) qui n'offre aussi trois lames ou membranes, distinctes et superposées.

§ XII.

J'ai, dans ma collection, une pièce qui est la préparation d'une partie de l'aorte d'un bœuf.

On voit, sur cette pièce, trois lames détachées et superposées : la première et la plus fine est l'épiderme ; la seconde est la *lame muqueuse*, le corps muqueux ; et la troisième est le derme : derrière le derme est la *membrane propre*, la *membrane fibreuse* ou *moyenne* des artères.

1 Bichat : *Anatomie générale*, t. II, art. *Membr. comm. du syst. à sang rouge*. « Quelle « est la nature de cette membrane (*membrane interne* ou *commune* des artères)? Je l'ignore « entièrement. » — « On l'a comparée, dit Béclard, aux membranes séreuses et au tissu mu- « queux ou cellulaire ; c'est à l'arachnoïde qu'elle est le plus comparable. » *Elém. d'anat. génér.*, p. 371. Les anatomistes plus récents qui l'ont comparée aux membranes muqueuses ont, comme ont voit, rencontré plus juste.

CHAPITRE VII.

Des éléments réels des membranes muqueuses, tels que l'anatomie générale les donne.

§ I.

Toute membrane muqueuse se compose de trois lames ou membranes : le *derme*, l'*épiderme*, et le *corps muqueux* placé entre le *derme* et l'*épiderme*.

Nous avons vu ces trois lames superposées à la membrane muqueuse des lèvres, à celle de la bouche, à celle de la langue et de l'œsophage, à celle de l'estomac, à celle des intestins, à celles du nez, de la trachée artère, de la vessie, à celle même des artères : toute membrane muqueuse se compose donc de trois lames.

§ II.

Bichat dit : « Le système muqueux présente deux choses à considérer dans son tissu propre, savoir : 1° une couche plus ou moins
« épaisse qui constitue principalement ce tissu, et que, par analogie
« avec le chorion cutané, on peut appeler *chorion muqueux ;* 2°
« une foule de petits prolongements qui le surmontent, et qu'on
« nomme *villosités* ou *papilles*[1]. »

1 *Anat. génér. — Organisat. du syst. muq.*

§ III.

Ces *villosités*, ces *papilles* ne sont, comme le dit très-bien Bichat, que des prolongements du *chorion*, du *derme*. La production des *papilles* est le caractère du *chorion*, du *derme muqueux*, comme elle l'est du *chorion*, du *derme cutané*[1].

§ IV.

Toute l'étendue du *chorion*, du *derme muqueux* produit ou porte des *papilles*.

« Les papilles du système muqueux, dit Bichat, ne peuvent être
« révoquées en doute à son origine, là où il s'enfonce dans les ca-
« vités, comme sur la langue, au palais, à la partie interne des
« ailes du nez, etc., etc. L'inspection suffit pour les y démontrer.
« Mais on demande si, dans les portions profondes de ce système,
« les papilles existent aussi. L'analogie l'indique;..... mais l'ins-
« pection le prouve d'une manière non moins certaine. Je crois que
« les villosités dont on les voit partout hérissées, ne sont autre
« chose que des papilles[2]. »

§ V.

Bichat a complétement raison. Les villosités ne sont que les papilles; et les papilles des membranes muqueuses, comme celles de la peau, ne sont, je le répète, que des productions, que des prolongements du derme[3].

1 *Voyez* ci-devant, 1re partie, p. 36.

2 *Anat. génér.* — *Organis. du syst. muq.*

3 « Ces éminences, appelées *villosités* par suite de la comparaison faite par Fallope, de

§ VI.

Bichat a donc bien connu le derme, le chorion des membranes muqueuses; mais il n'en a pas aussi bien connu l'épiderme; et le *corps muqueux*, la lame, la membrane intermédiaire entre le derme et l'épiderme, lui a complétement échappé.

§ VII.

Voici ce qu'il dit de l'épiderme. « Tous les auteurs ont admis « l'épiderme des membranes muqueuses. Il paraît même que la « plupart ont cru qu'il n'y a que cette portion de la peau qui des- « cende dans les cavités pour les tapisser..... Mais la moindre ins- « pection suffit pour remarquer qu'ici comme à la peau, il ne forme « qu'une couche superficielle au corps papillaire et au chorion. « L'eau bouillante, qui le détache de dessus le palais, la langue, « le pharynx même, laisse ensuite apercevoir à nu les deux autres « couches[1]. » — « L'épiderme est très-distinct à toutes les origines « du système muqueux, à l'entrée de l'anus, de l'urètre, des fosses « nasales, de la bouche, etc. Il se démontre dans ces endroits par « les excoriations qui y surviennent, aux lèvres principalement; par « la dissection avec une lancette très-fine; par l'action de l'eau bouil-

« la membrane interne des intestins avec le velours, et *papilles* à cause de la ressemblance « qu'on a cru leur trouver avec un bouton ou mamelon, ne diffèrent pas essentiellement « entr'elles; les unes et les autres sont des saillies de la membrane, plus ou moins fines, et la « plupart à peine visibles à l'œil nu. » (Béclard, *Elém. d'anat. génér.*, p. 251.)

[1] *Anat. génér.* — Art. *Epiderme intérieur. Les deux couches :* Cette locution n'est pas exacte : le *corps papillaire* n'est pas une couche, mais seulement une production de la *couche* du derme; Bichat le savait très-bien, comme nous avons vu, et il ne se trompe ici que dans les mots.

« lante, la macération, la putréfaction et les épispatiques même....[1]» —« A mesure qu'on avance dans la profondeur des membranes mu-« queuses, l'épiderme s'amincit peu à peu, et finit bientôt par de-« venir presqu'insensible..... Dans l'estomac, les intestins, la ves-« sie, etc., l'instrument le plus délicat ne peut le soulever. Jamais « dans la macération et dans l'ébullition du système muqueux de « ces parties, l'épiderme ne se soulève à sa surface, etc., etc. [2]»

§ VIII.

Nous avons vu que l'épiderme existe partout dans les membranes muqueuses, et jusque dans leurs parties les plus profondes, les intestins, la vessie, etc.

§ IX.

Enfin, Bichat a complétement méconnu le *corps muqueux,* ou la lame intermédiaire des membranes muqueuses.

Il l'a méconnu, comme nous l'avons vu, jusque dans la langue, où il est néanmoins si développé[3].

§ X.

En résumé, les membranes muqueuses se composent de trois lames; et, de ces trois lames, Bichat n'en a complétement connu qu'une, le *chorion* ou le *derme.*

1 *Ibid.* —Art. *Epid. de l'orig. des surf. muq.*

2 *Anat. génér.*; art. *Epid. des surf. muq. profondes.*

3 Voyez ci-devant, 2e partie, p. 46.

CHAPITRE VIII.

De la continuation des trois lames constitutives de la peau avec les trois lames constitutives de la membrane muqueuse.

§ I.

La *continuité* de la peau, prise en général, avec la membrane muqueuse prise en général, est connue de tous les anatomistes. La peau *se continue* avec la membrane muqueuse de la bouche, du nez, de l'anus, de l'urètre, etc.

§ II.

« Les téguments, quelle que soit leur étendue, forment, dit « Béclard, une seule et même membrane, partout continue à elle- « même, depuis la peau extérieure jusqu'au fond des dernières ra- « mifications du conduit excréteur de la glande la plus profon- « dément située[1]. »

§ III.

Avant Béclard, Bichat avait dit : « Partout les membranes « muqueuses sont continues, partout on les voit naître en se pro- « longeant, les unes des autres, comme elles naissent primitive- « ment de la peau[2]. »

1 *Elém. d'anat. génér.*, p. 234.
2 *Anat. génér.*—Art. *Des divis. et des formes du syst. muq.* « L'épiderme ou l'épithelium est

§ IV.

Et avant Bichat, Bonn avait exactement décrit[1] la manière dont la peau se continue avec la membrane muqueuse à toutes les ouvertures extérieures du corps, c'est-à-dire sur tous les points où la peau, touchant à l'intérieur, se transforme en membrane muqueuse, ou, si l'on aime mieux, et à prendre les choses en sens inverse, sur tous les points où la membrane muqueuse, touchant à l'extérieur, se transforme en peau.

§ V.

La peau *se continue* donc avec la membrane muqueuse. Cela est certain, et non-seulement certain, mais évident, pour la partie principale de la peau et de la membrane muqueuse, c'est-à-dire pour le chorion ou le derme. Le derme, le chorion de la peau se continue évidemment avec le derme, le chorion de la membrane muqueuse.

« très-apparent aux orifices des cavités muqueuses ; il l'est moins dans les parties profondes « de ces cavités, et finit par n'y être plus apparent. Y existe-t-il, cependant?...... En s'en « rapportant à ce que l'observation apprend, et en faisant usage de la dissection, de la dé- « coction, de la putréfaction, pour séparer l'épithelium, on le trouve très-distinct jusque « dans l'œsophage, et finissant brusquement à la réunion de ce canal et de l'estomac, et de « même très-distinct dans le vagin, et cessant tout à coup sur les lèvres de l'orifice de l'uté- « rus ; interruptions aperçues depuis longtemps, et données mal à propos comme des preu- « ves de l'interruption de la membrane muqueuse elle-même. Dans d'autres parties, comme « les fosses nasales et l'extrémité inférieure du canal alimentaire, la diminution d'apparence « de l'épithelium est graduelle, insensible, et il est impossible d'en assigner exactement les « limites. » (Béclard, *Elém. d'anat. génér.*, p. 255)

1 *De continuationibus membranarum.*

§ VI.

Mais en est-il de même pour les deux autres éléments de la peau, l'épiderme et le corps muqueux? Oui : l'épiderme de la membrane muqueuse se continue partout avec l'épiderme proprement dit, avec le premier épiderme de la peau; et, ce qui a une importance propre, le *corps muqueux* de la membrane muqueuse se continue partout avec le second épiderme de la peau : toutes les lames ou membranes de la membrane muqueuse se continuent donc avec toutes les lames ou membranes de la peau.

§ VII.

Je dis que la continuité du *corps muqueux* des membranes muqueuses avec le second épiderme de la peau, a une importance propre. C'est qu'en effet la partie la moins connue de tous les éléments des membranes muqueuses, est cette lame que, pour imiter Malpighi, j'ai nommée *corps muqueux*. Or, n'est-il pas évident que la continuité du second épiderme de la peau avec le *corps muqueux* des membranes muqueuses peut nous éclairer beaucoup sur la nature de ce dernier corps?

§ VIII.

C'est là ce qui sera examiné dans le chapitre qui suit.

CHAPITRE IX.

Du corps muqueux des membranes muqueuses.

§ I.

A l'article de la peau, nous avons vu que la dénomination de *corps muqueux* devait être bannie du langage sévère de l'anatomie, ce que Malpighi, Albinus, Meckel, etc., appellent *corps muqueux*, n'étant pas en effet un *corps*, mais une simple *couche*[1].

Cette dénomination doit être également remplacée par une dénomination plus exacte pour ce qui concerne les *membranes muqueuses*.

§ II.

Le *corps muqueux* des membranes muqueuses se continue partout, c'est-à-dire à toutes les ouvertures du corps, avec le second épiderme. De plus, il est second épiderme, même par sa finesse, dans plusieurs parties, notamment à la membrane muqueuse de la vessie, à celle des intestins, etc. A la vérité, il se modifie beaucoup dans plusieurs autres parties, par exemple à l'œsophage, dans la bouche, à la langue, etc. Il prend là une épaisseur plus considé-

1 Ce que les auteurs ont nommé *corps muqueux* des races colorées n'est, comme nous avons vu, qu'une couche. Dans la race blanche, ce qu'on a pris pour une espèce de *corps muqueux* fluide, etc., n'est que le second épiderme altéré. *Voyez* ci-devant 1re partie, p. 41.

rable, il peut s'y diviser en plusieurs lames, et cela est surtout remarquable à la langue[1].

§ III.

Mais d'abord, le fait d'une simple modification de structure ne prévaut pas sur le fait de la continuité. En second lieu, le derme même, à mesure qu'il passe de la peau aux membranes muqueuses se modifie beaucoup, sans cesser d'être le derme. Enfin, soit à la peau, soit dans les membranes muqueuses, la lame, placée entre l'épiderme et le derme, a partout une grande tendance à se modifier. Dans les membranes muqueuses, elle passe, sans cesser nulle part d'être continue, de l'état mince et fin de second épiderme proprement dit, c'est-à-dire de l'état où elle est à l'estomac et aux intestins, à l'état épais et d'une sorte de corps nouveau, c'est-à-dire à l'état où elle est à l'œsophage, à la bouche, surtout à la langue. A la peau, elle se modifie, en certains points, d'une manière plus notable encore, car elle s'y transforme en matière cornée, en ongle. L'ongle, à la peau, n'est qu'une modification du second épiderme. Je reviendrai, dans un travail prochain, sur ce fait.

§ IV.

Mais, quoi qu'il en puisse être de ce dernier fait même, le *corps muqueux* des membranes muqueuses se continue partout avec le second épiderme de la peau : voilà ce qui tranche toute difficulté. Le *corps muqueux* des membranes muqueuses n'est donc proprement qu'un second épiderme.

1 *Voyez* ci-devant, 2e partie, chap. I, p. 59.

§ V.

Une autre raison encore, mais qui n'est à la vérité que secondaire, de substituer à la dénomination de *corps muqueux* une dénomination plus exacte, c'est la confusion qui résulte d'un même nom appliqué, tantôt à une seule lame de la membrane muqueuse, et tantôt à cette membrane tout entière.

§ VI.

Le nom des *membranes muqueuses* leur vient du fluide *muqueux*[1] qui les lubrifie. « J'emprunte le nom de ce système « (*système muqueux*), dit Bichat, du nom du fluide qui le lubrifie « habituellement, et que fournissent de petites glandes inhérentes à « sa structure[2]... »

§ VII.

Pendant longtemps, chaque partie de la *membrane muqueuse* placée dans un organe déterminé, l'estomac, les fosses nasales, etc., a été considérée comme une membrane particulière, et même a reçu un nom propre[3].

Bonn démontra la continuité de chacune de ces membranes particulières avec toutes les autres, et de toutes avec la peau. Ce

1 *Muqueux* ou *morveux*. *Mucus* morve, *mucosus* morveux.

2 *Anat. gén.*; art. *Syst. muq.*

3 Dans les fosses nasales, celui de membrane *pituitaire* ou *muqueuse*; dans les intestins, celui de *membrane villeuse*, *veloutée*, etc., etc. « La membrane tégumentaire interne ou la « membrane muqueuse a reçu ce dernier nom d'abord dans les fosses nasales, à cause du « mucus qu'elle fournit..... » (Béclard, *Elém. d'anat. génér.*, p. 246). *Per nares propagines suas cutis quoque mittit, quæ per utriusque lateris nasi cava explicantur nomine membranæ Schneiderianæ, ab authore qui primus illam descripsit,* mucosæ *vel* pituitariæ *propter usus*.... Bonn, *De continuat. membran.* 1763.

fut un premier pas. On remarqua bientôt après l'analogie du fluide qui les humecte. Ce fut le second pas. Le troisième pas fut d'étendre à toutes le même nom, le nom de *membrane muqueuse* qu'avait déjà celle des fosses nasales[1].

§ VIII.

Aujourd'hui toute la *peau interne* porte le nom de *membrane muqueuse;* et ce nom, universellement reçu, ne peut plus être appliqué, sans confusion, tantôt au corps entier de la membrane muqueuse, et tantôt à la seule lame intermédiaire. Le véritable nom de cette lame intermédiare est, comme je l'ai déjà dit, celui d'*épiderme interne* ou de *second épiderme*.

CHAPITRE X.

Du derme considéré comme organe producteur du pigmentum, du corps muqueux et des deux épidermes.

§ I.

J'ai cité, plus d'une fois, la belle dissertation de Meckel sur l'*épiderme* et sur le *réseau Malpighien*[2].

1 Bichat n'est pas le premier qui ait réuni toutes les membranes muqueuses dans une même classe, ni le premier qui leur ait donné ce nom commun de *membranes muqueuses*. Il avait été précédé, sur ces deux points, par Pinel. « J'entends par *membranes muqueuses*, dit « Pinel, celles qui revêtent l'intérieur des narines, de l'arrière-bouche, du conduit alimen- « taire, du larynx, de la trachée artère et des bronches, l'intérieur de la vessie urinaire, de « l'urètre, du vagin, de l'utérus, et la surface extérieure de la conjonctive. » (*Nosograph. « philosophique*, 1re édition, an VI, t. I, p. 143.) Le travail propre de Bichat est de s'être attaché à montrer l'analogie de structure de ces membranes : Bonn avait montré la *continuité* de toutes entr'elles, et de toutes avec la peau.

2 *Recherches anatomiques sur la nature de l'épiderme et du réseau qu'on appelle Malpighien.* (*Collect. acad.* — t. 1er des *Mém. de l'Acad. roy. des sc. de Berlin*, p. 414.)

Dans cette dissertation, Meckel, après avoir décrit avec une très-grande exactitude, l'*épiderme*, la *couche pigmentale*, qu'il appelle *membrane muqueuse*[1], et le *derme*, se demande comment se fait la *génération de l'épiderme ;* et, après avoir rassemblé toutes ses remarques sur ce sujet, il conclut que « l'épiderme n'est autre « chose que la couche extérieure de la membrane muqueuse « sous-cuticulaire, desséchée, endurcie, et à laquelle la compres- « sion et l'action de l'air extérieur, donnent insensiblement cette « épaisseur et cette dureté, plus ou moins grandes, qui s'y voient « dans les différentes parties du corps humain[2]. »

§ II.

Il est aisé de voir que cette assertion ne saurait être rigoureusement exacte, car la peau de l'homme blanc n'a pas de *membrane muqueuse* (pour me servir de l'expression de Meckel), c'est-à-dire, de *couche pigmentale*, et n'en a pas moins un épiderme et même deux.

1 Meckel, ayant reconnu que le prétendu réseau de Malpighi n'était qu'une *couche*, l'appelle *membrane muqueuse* : on voit jusqu'où pourrait aller ici la confusion des choses, si l'on s'en tenait au nom. « Si vous prenez, dit Meckel, ce même épiderme qui, par la macération, se « détache fort aisément de la peau, et de la *membrane muqueuse*, après la dissolution de celle- « ci.. ... » (*Rech. anat. sur l'épid. et sur le rés. Malpig.*) — « Partout, dit-il encore, où « l'épiderme est étendu sur la peau, on trouve au-dessous une *membrane muqueuse*, qui « dans les nègres est noire..... » (*Ibid.*) — « La *membrane muqueuse* couvre partout les pe- « tits mamelons de la peau..... » (*Ibid.*).

2 *Rech. anat. sur l'épid. et le rés. Malpig.* Meckel rappelle ainsi les opinions des anatomistes, ses prédécesseurs, sur la nature de l'épiderme. « Les anciens, et entr'autres Vésale, « ont appelé la cuticule, l'*efflorescence de la peau* ; le célèbre Morgagni y a apporté quel- « que correctif, en disant que l'épiderme était la surface extérieure de la peau, ou une petite « lame comprimée par l'air; Ruysch nomme positivement l'épiderme, l'efflorescence des pa- « pilles nerveuses, etc., etc. » (*Ibid.*)

§ III.

La vérité est que le derme produit les *deux épidermes* de même qu'il produit la *couche pigmentale*, quand il y a une *couche pigmentale*, de même qu'il produit la *substance cornée*, quand il y a une *corne* ou un *ongle*.

§ IV.

Le *derme* ordinaire, le *derme* de la peau blanche produit ses deux épidermes. Quand ces deux épidermes sont détruits, il les reproduit; ou plutôt, et à parler plus exactement, comme ils sont exposés sans cesse à des causes de destruction, il les produit et les reproduit sans cesse.

§ V.

Le *derme* modifié, le derme des races colorées produit le *pigmentum* et les *deux épidermes*. Et le *pigmentum* et les *deux épidermes* ont beau être détruits; tant que le derme subsiste, il les reproduit.

§ VI.

Enfin, le *derme*, plus profondément modifié encore, produit la substance cornée, l'ongle. Et la substance cornée, la substance de l'ongle a beau être détruite; tant que les portions convenablement modifiées du *derme* subsistent, la substance de l'ongle et des cornes est toujours reproduite.

§ VII.

Le *derme* est donc l'organe producteur des *deux épidermes*, de la *couche pigmentale*, et de la *substance cornée* ou de l'*ongle*.

§ VIII.

Voilà pour le derme de la *peau*. Le derme des *membranes muqueuses* produit et reproduit également les deux lames ou membranes qui le recouvrent : le *corps muqueux* et l'*épiderme*. Soit à la *peau*, soit aux *membranes muqueuses*, le derme est donc l'organe producteur de toutes les parties qui recouvrent le derme.

EXPLICATION DES PLANCHES.

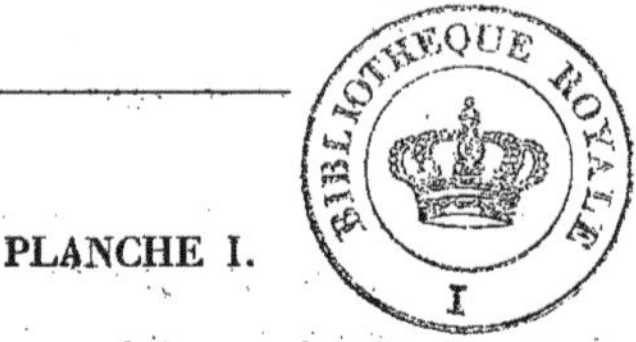

PLANCHE I.

Elle est destinée à montrer la structure de la peau dans l'Indien-Charruas, le nègre, le mulâtre et le blanc.

Fig. 1. Peau d'Indien-Charruas.

a premier épiderme détaché et renversé.

b second épiderme, resté en place et recouvrant le pigmentum.

Fig. 2. Peau d'Indien-Charruas.

a premier épiderme détaché et renversé.

b second épiderme également détaché et renversé.

c pigmentum mis à nu.

Fig. 3. Peau d'Indien-Charruas.

Les deux épidermes sont détachés ensemble et renversés.

c pigmentum détaché de la membrane qui le porte, et renversé sur le second épiderme.

d membrane pigmentale, ou qui porte le pigmentum.

Fig. 4. Peau d'Indien-Charruas.

d d la membrane qui porte le pigmentum est détachée et renversée : en haut avec les deux épidermes et le pigmentum, en bas séparée des deux épidermes et dépouillée du pigmentum. On la voit, aux points marqués de la lettre *d*, par sa face interne.

d' d' d' d' d' prolongements qui la fixent au derme.

e e lame celluleuse ou aréolaire.

f derme.

Fig. 5. Peau d'Indien-Charruas.

d membrane qui porte le pigmentum détachée et renversée avec les deux épidermes et le pigmentum. On la voit par sa face interne, toute hérissée de prolongements, lesquels la fixent au derme.

e lame celluleuse ou aréolaire.

f derme.

Fig. 6. Peau de nègre.

d membrane qui porte le pigmentum détachée et renversée avec les deux épidermes et le pigmentum. On la voit par sa face interne, hérissée des prolongements qui la fixent au derme.

e lame celluleuse ou aréolaire.

f derme.

Fig. 7. Peau de mulâtre.

a premier épiderme.

b deuxième épiderme.

c pigmentum mis à nu.

d membrane qui porte le pigmentum, détachée et renversée. On la voit par sa face interne, hérissée des prolongements qui la fixent au derme.

e lame celluleuse ou aréolaire.

f derme.

Fig. 8. Peau blanche brunie par le hâle.

a premier épiderme.

b deuxième épiderme coloré.

f derme.

g tache lenticulaire ou *lentille*.

Fig. 9. Peau blanche ordinaire.

a premier épiderme.

b deuxième épiderme.

f derme.

PLANCHE II.

Elle montre 1° la structure de la peau du sein de la femme, et 2° celle des membranes muqueuses de la langue, des lèvres, du palais, de la face interne des joues et de l'œsophage de l'homme.

Fig. 1 et 2. Sein de la femme.

a premier épiderme blanc.

b second épiderme paraissant coloré parce qu'il porte le pigmentum adhérent à sa face interne.

c derme blanc.

Fig. 3. Langue d'homme.

a épiderme détaché et renversé.

b corps muqueux également détaché et renversé.

c derme.

Fig. 4. Moitié de la paroi supérieure de la bouche.

A lèvre supérieure.	*a* épiderme. *b* corps muqueux. *c* derme.
B voûte du palais.	
C voile du palais.	*a'* épiderme. *b'* corps muqueux. *c'* derme.
D luette.	
E paroi interne de la joue.	*a''* épiderme. *b''* corps muqueux. *c''* derme.
F F dents canine et molaires.	
G muscle buccinateur.	

Fig. 5. Portion d'œsophage de l'homme.

a épiderme.

b corps muqueux.

c derme.

Fig. 6. Lèvres.

a a épiderme.

b corps muqueux et derme.

PLANCHE III.

Elle montre la structure des membranes muqueuses de la langue et des intestins.

Fig. 1. Langue de veau soumise à la macération méthodique.

a épiderme détaché et renversé.

b corps muqueux également détaché et renversé supérieurement, mais inférieurement laissé en place. Il forme une lame continue : vu par sa face interne, il montre

b' b' b' petites cavités borgnes ou petits enfoncements, petits moules, dans lesquels sont logés les papilles du

c derme.

c' c' c' papilles du derme.

Fig. 2. Langue de bœuf préparée par le procédé de l'ébullition, ou suivant le procédé de Malpighi. (Demi-grand. natur.)

a épiderme vu par sa face externe.

a' épiderme vu par sa face interne, on y remarque en

a'' a'' de petites saillies ou de petits prolongements : ce sont les gaînes que le corps muqueux fournissait aux papilles du derme, et que, par suite même du mode de préparation, on a arrachées en détachant l'épiderme.

b corps muqueux transformé en lame réticulée, en réseau, par l'arrachement des gaînes qu'il fournissait aux papilles du derme.

b' b' b' trous ou mailles du corps muqueux.

Fig. 3. Portion d'intestin grêle.

L'épiderme et le corps muqueux ont été enlevés. On ne voit plus que le derme avec ses nombreuses papilles.

Fig. 4. Portion d'intestin grêle.

a épiderme détaché et renversé.

b corps muqueux vu par sa face externe.

Fig. 5. Portion d'intestin grêle.

a épiderme détaché et renversé.

b corps muqueux également détaché et renversé.

c derme avec ses papilles.

PLANCHE IV.

Elle montre la structure des membranes muqueuses du palais, de l'œsophage et des trois premiers estomacs des ruminants, ainsi que celle de la membrane muqueuse de la première partie de l'estomac du cheval.

Fig. 1. Portion du derme du palais du bœuf.

a épiderme.

b corps muqueux un peu détaché du

c derme.

a' épiderme et corps muqueux détachés et soulevés ensemble.
c derme.

Fig. 2. Portion du derme de la paroi interne des joues du bœuf.
a a papilles.
d gaîne épidermique des papilles détachée.
c papille dénudée seulement de son épiderme et conservant sa gaîne muqueuse.
e gaînes épidermique et muqueuse détachées.
b papilles dépouillées de leurs enveloppes épidermique et muqueuse, et réduites au seul derme.

Fig. 3. Portion de l'œsophage du bœuf.
a épiderme détaché et renversé.
b corps muqueux également détaché et renversé.
c derme.

Fig. 4. Portion du *Bonnet* du bœuf.
a épiderme détaché et renversé.
b corps muqueux également détaché et renvessé.
c derme.

Fig. 5. Portion du *Feuillet* du bœuf.
a épiderme détaché et renversé.
b corps muqueux.

Fig. 6. Portions du *Feuillet* du bœuf.
a épiderme détaché et renversé.
b corps muqueux également détaché et renversé.
c derme.

Fig. 7. Portion de la *Panse* du bœuf.
a épiderme détaché et renversé.
b corps muqueux également détaché et renversé.
c derme.
Cette partie de la *Panse* est celle qui touche à l'œsophage.

Fig. 8. Portion du *Palais* du cheval.
a épiderme détaché et renversé.
b corps muqueux également détaché et renversé.
c derme.

Fig. 9. Portion de l'*OEsophage* du cheval.
a épiderme détaché et renversé.

b corps muqueux également détaché et renversé.
c derme.

Fig. 10. Portion de la première partie de l'*Estomac* du cheval.
a épiderme renversé et détaché.
b corps muqueux également détaché et renversé.
c derme.

PLANCHE V.

Elle montre la structure des membranes muqueuses du nez, de la trachée-artère, de la vessie et de la langue.

Fig. 1. Portion de la membrane pituitaire du cheval.
a épiderme détaché et renversé.
b corps muqueux, ou lame muqueuse, également détaché et renversé.
c derme. On y remarque des lignes, disposées comme les nervures d'une feuille.

Fig. 2. Portion de la membrane muqueuse de la trachée-artère du cheval.
a épiderme détaché et renversé.
b corps muqueux, ou lame muqueuse, également détaché et renversé.
c derme.

Fig. 3. Portion de la membrane muqueuse de la trachée-artère du cheval. L'épiderme manque.
b corps muqueux, ou lame muqueuse, détaché et renversé.
c derme également détaché et renversé.
d couche musculeuse.

Fig. 4. Vessie de lapin.
a épiderme détaché et renversé.
b lame muqueuse détachée et renversée.
c derme également détaché et renversé.
d couche musculaire.

Fig. 5. Langue de mouton.
a épiderme détaché et renversé.
b corps muqueux également détaché et renversé.
b' enfoncements de la face interne du corps muqueux dans lesquels se logent
c' papilles du derme.
c derme.

PLANCHE VI.

Elle montre la disposition de l'épiderme relativement aux poils et aux ongles.

Fig. 1. Fœtus humain âgé de deux mois environ (vie intra-utérine).
a épiderme détaché et renversé.

Fig. 2. Épiderme de la plante du pied d'un fœtus.
a a lignes ponctuées.
b b lignes continues.
c c lignes bifurquées.

Fig. 3. Extrémité de l'un des membres d'un fœtus de veau mort-né.
a épiderme détaché et renversé.

Fig. 4. Épiderme d'un fœtus âgé de quelques mois.
a a a a a a gaînes que l'épiderme fournit aux poils.

Fig. 5. Épiderme d'un homme adulte, vu par sa face interne.
a a a prolongements internes.

Fig. 6. Face interne de l'épiderme de la face palmaire du doigt index d'un fœtus.
a a lignes ponctuées.
b b lignes droites.
c c lignes bifurquées.

Fig. 7. Ongle d'un fœtus humain.
a a a ongle.
b b b épiderme se réfléchissant sur l'ongle.
c peau de la face palmaire du doigt fendue, et les deux moitiés écartées.

Fig. 8. Doigt annulaire de la main d'un homme adulte vu par sa face dorsale.
a portion du derme qui supportait l'ongle.
b premier épiderme.
c second épiderme qui a une apparence blanchâtre.
d derme.

Fig. 9. Épiderme de la paume de la main d'un individu adulte, vu par sa face interne.
a a lignes ponctuées.
b b lignes continues.

Fig. 10. Pouce d'un individu adulte.
A ongle vu par sa face interne, empreinte des sillons et des lignes longitudinales de la portion du derme qui est la matrice de l'ongle.

B matrice ou derme producteur de l'ongle.

a a feuillets du tissu cannelé.

b derme qu'on a disséqué et détaché, de manière à effacer le repli qu'il forme au devant de la racine de l'ongle, et à montrer

c c les filaments droits qui répondent au tissu villeux.

Fig. 11, 12, 13. Extrémités unguéales de trois membres de porcs.

a a a a a a épiderme passant par-dessus l'ongle.

Fig. 14. Gaîne épidermique d'un ongle de Pachyderme.

Fig. 16. Extrémité unguéale d'un membre de lapin.

a épiderme enveloppant les ongles.

Fig. 17. Face inférieure de la matrice ou du derme producteur d'un ongle de Pachyderme montrant le tissu villeux.

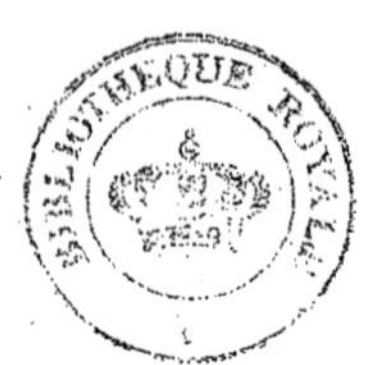

TABLE DES CHAPITRES.

1 Il y a, par erreur, deux chapitres VII.

ERRATA.

Page 37, lig. 11, au lieu de *corps réticulaire*, lisez : *corps papillaire*.

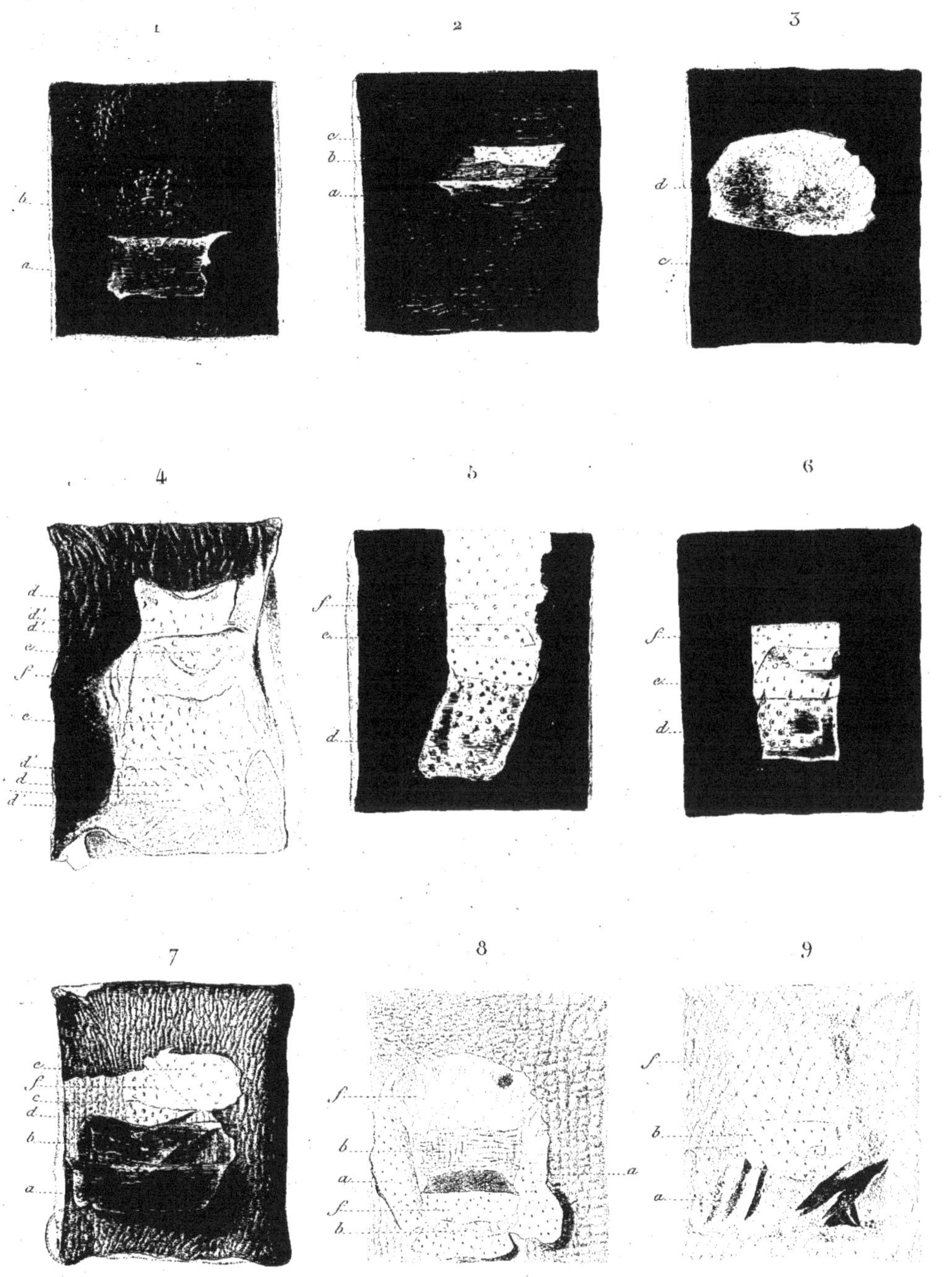

Werner pinx. (1) Barronniè dir.

STRUCTURE DE LA PEAU HUMAINE.

Races: rouge, noire et blanche.

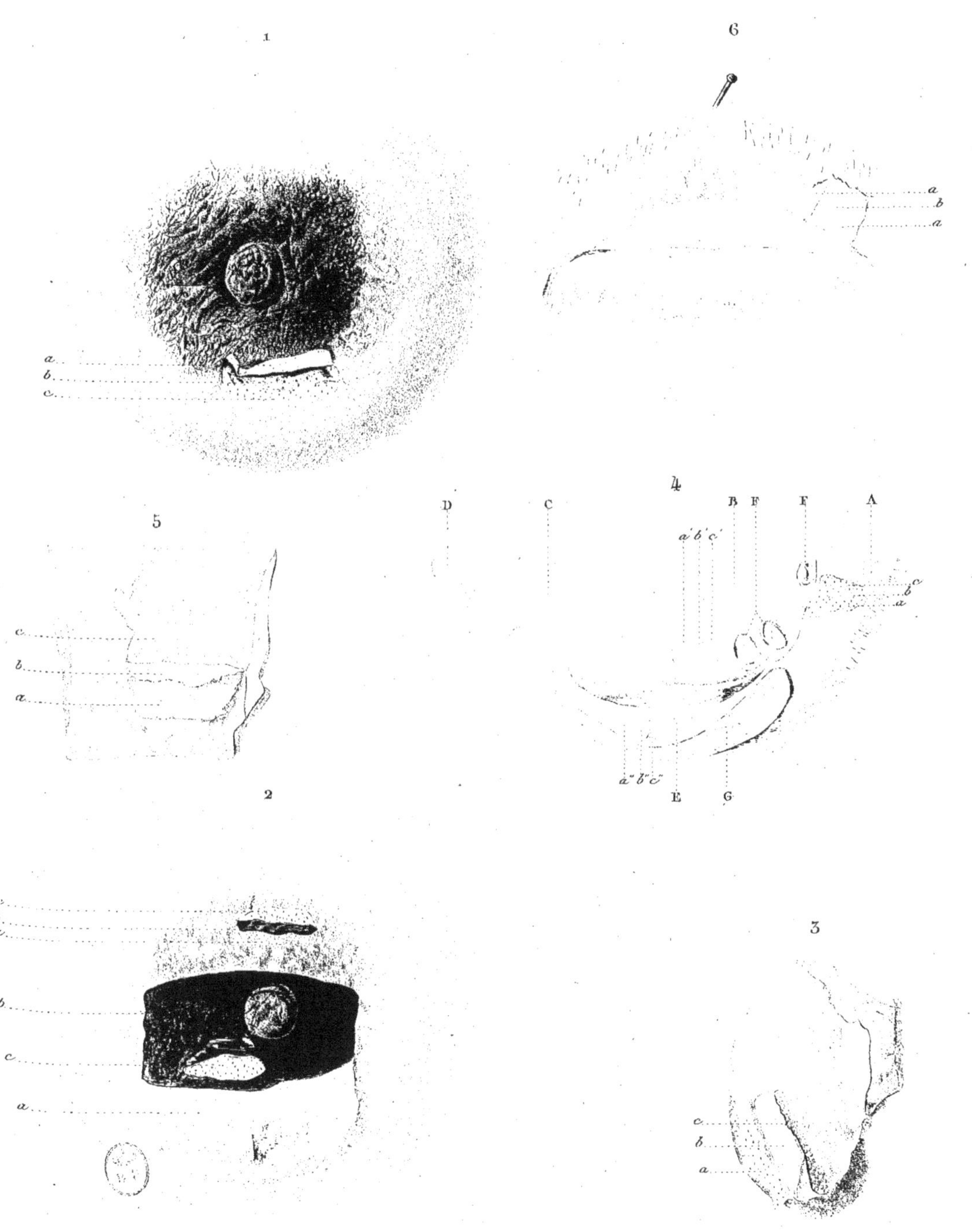

Werner pinx. (2) Borromée dir.

STRUCTURE DE LA PEAU

et des membranes muqueuses

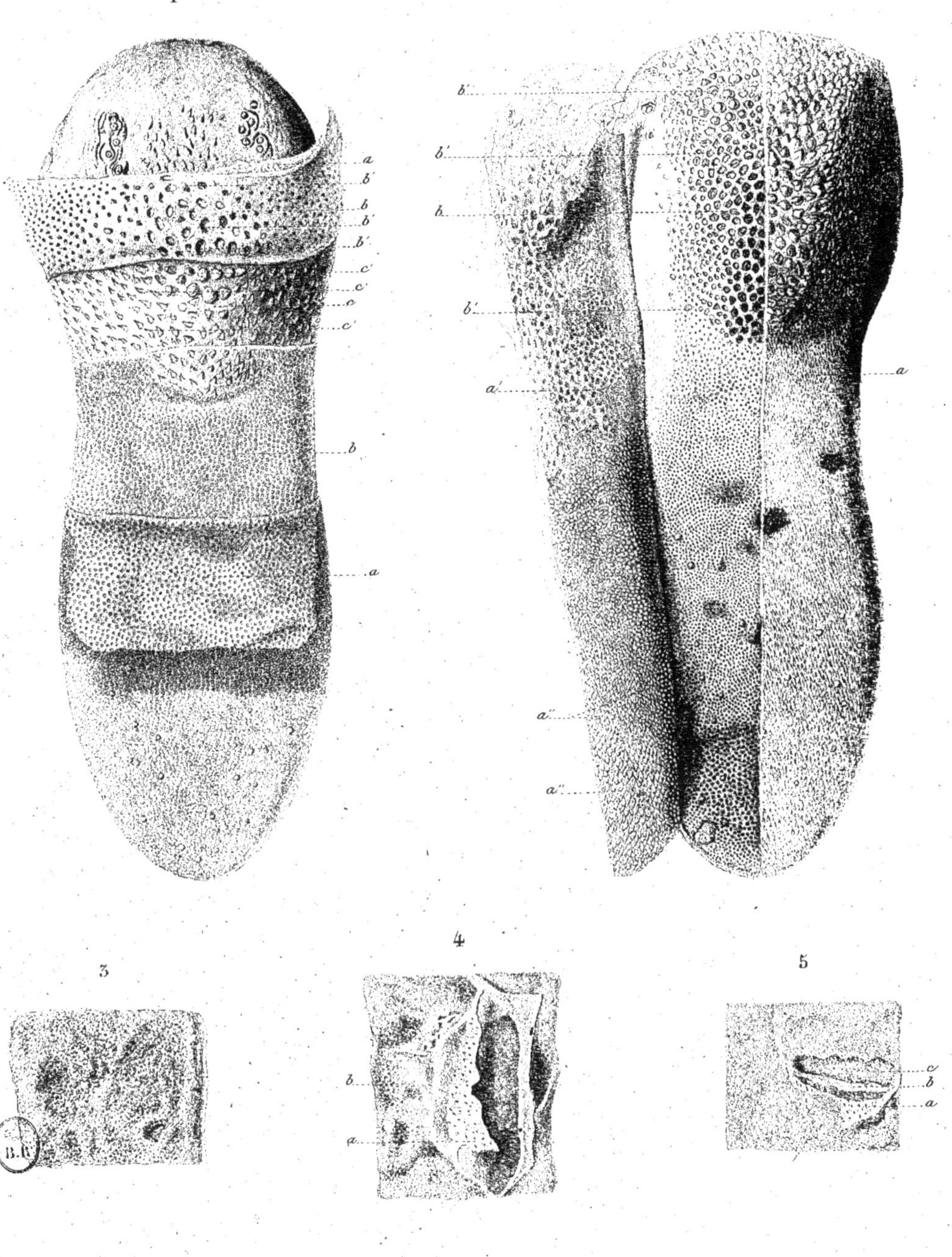

Werner pinx. (3) Borromée dir.

STRUCTURE DES MEMBRANES MUQUEUSES

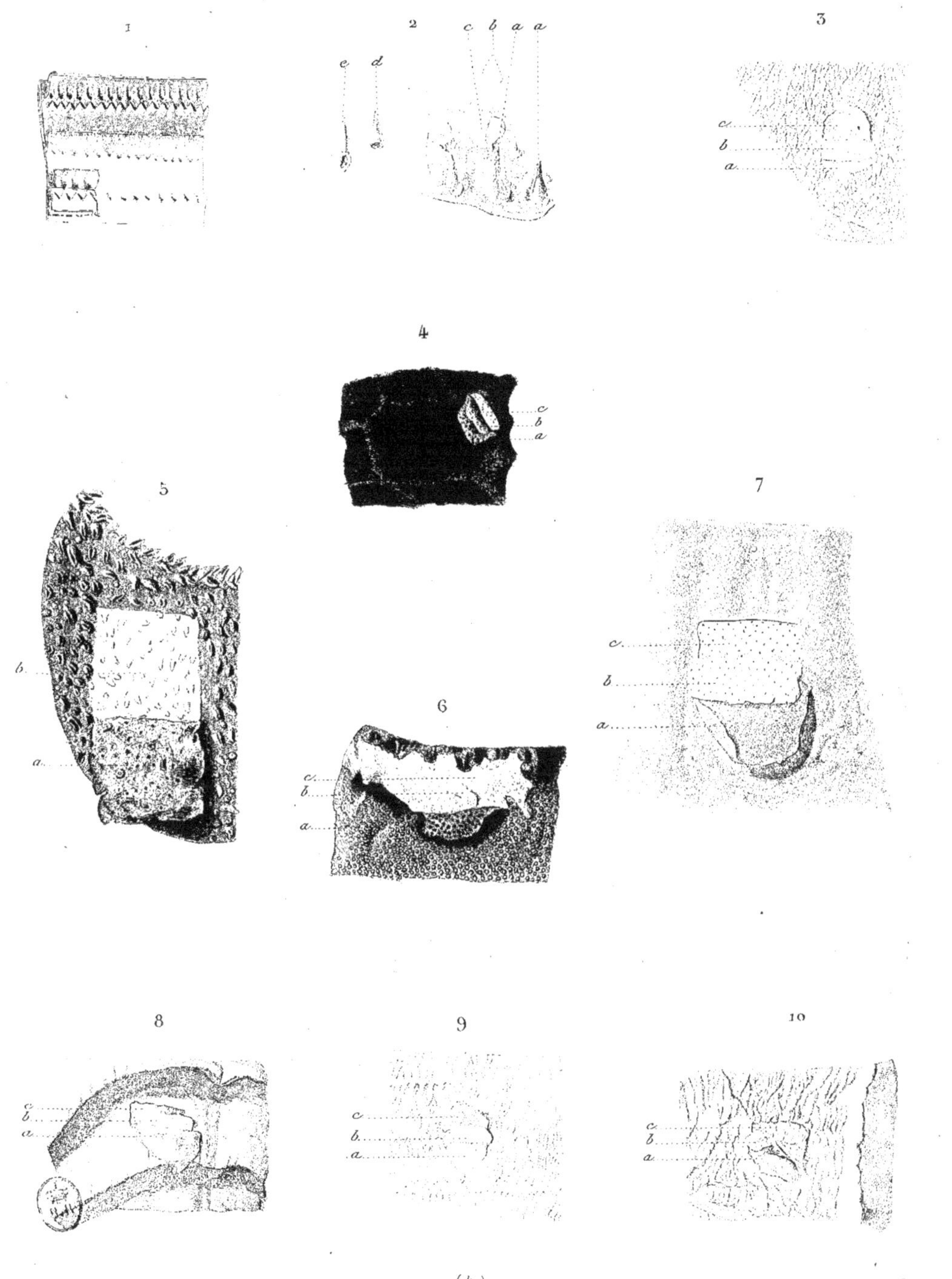

Werner pinx. (4) Borromée dir.

STRUCTURE DES MEMBRANES MUQUEUSES.

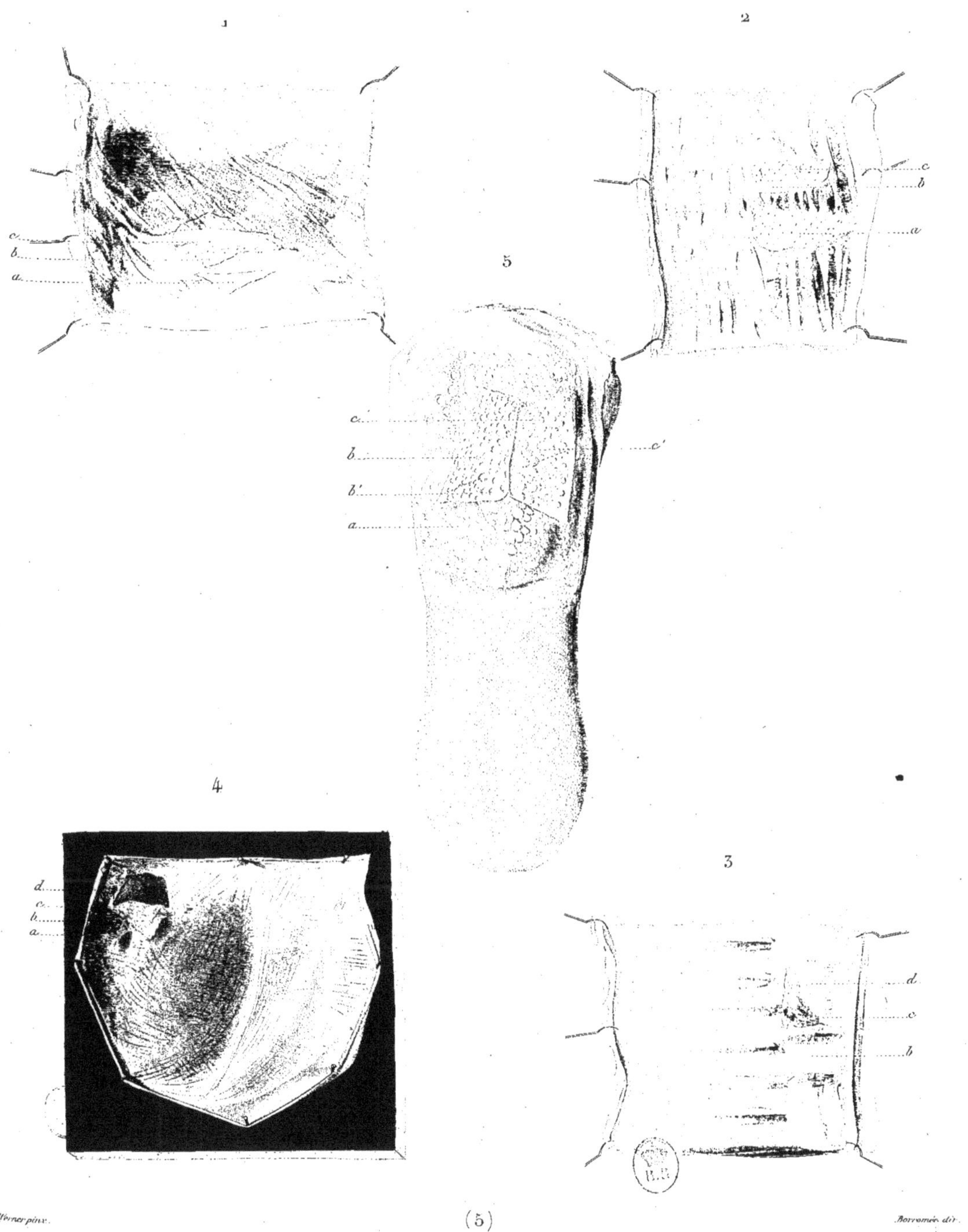

Werner pinx. (5) Borromée dir.

STRUCTURE DES MEMBRANES MUQUEUSES.

1 — a

2 — a a c b b c

3 — a

4 — a a a a a a

5 — a a a

6 — b b a a c c

7 — a b — a b — c b a b c

8 — b a d c b

9 — a a b b

10 — A a — c b c B a

11 — a

12 — a — a

13 — a — a

14

15 — a — a

16 — d

17

Wérner pinx. (6) Borromée dir.

RAPPORTS DE L'ÉPIDERME AVEC LA PEAU.

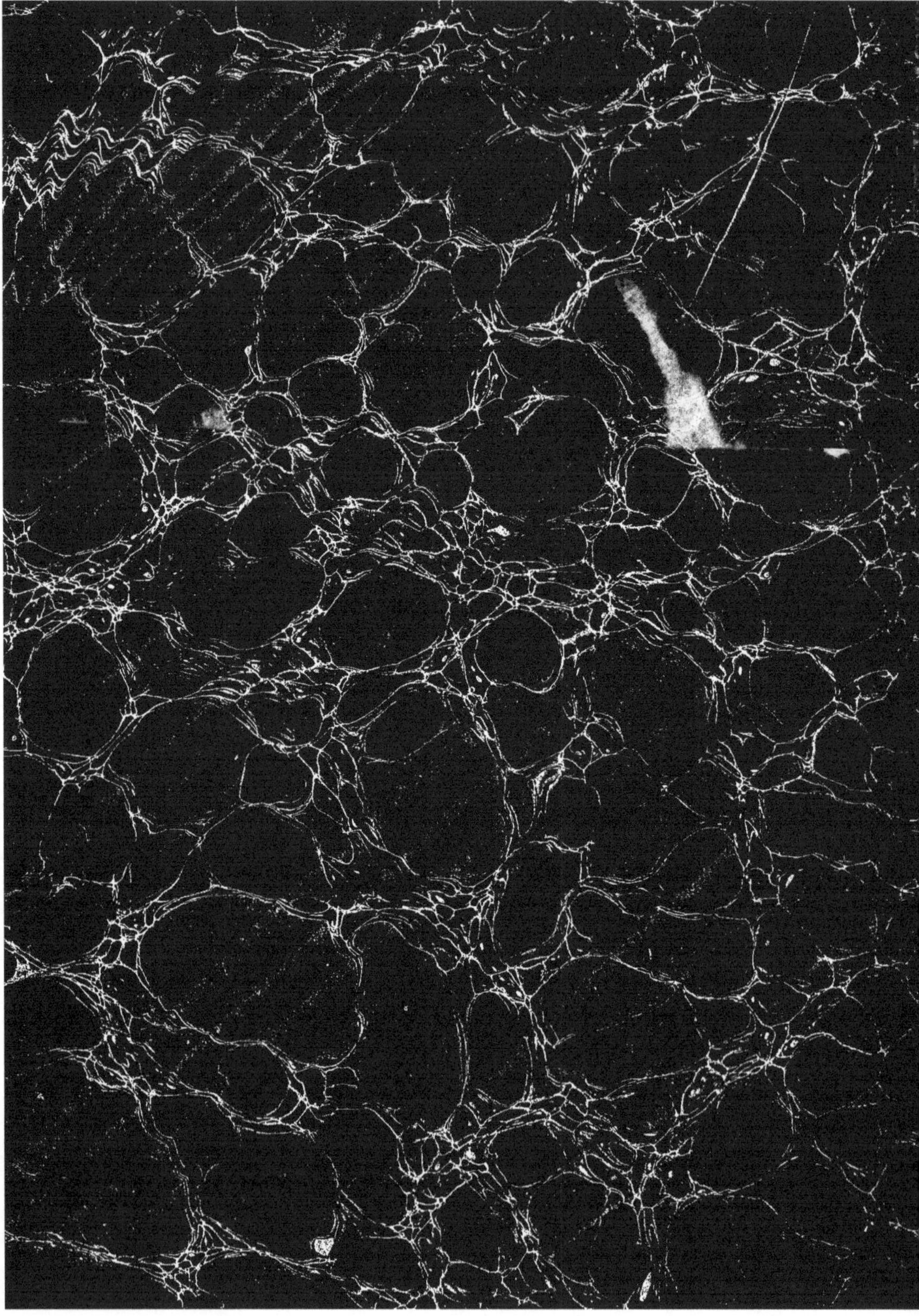